AF765012

एक किताब

औरतों के लिए

औरतों की

औरत द्वारा

(अतः हर पुरुष के लिए अत्यंत पठनीय)

नारी जो है सो क्यों?

(और उसे कैसा होना चाहिए)

(Why Women are What They are)

स्वाति लोढ़ा

फ्यूजन बुक्स

ISBN : 81-288-0851-6

© प्रकाशकाधीन

प्रकाशक

फ्यूजन बुक्स

X-30, ओखला इंडस्ट्रियल एरिया, फेज-II

नई दिल्ली-110020

फोन : 011-51611861-865

फैक्स : 011-51611866

ई-मेल : sales@diamondpublication.com

वेबसाइट : www.fusionbooks.com

संस्करण : 2026

NAARI JO HAI SO KYON

by Swati Lodha

दो शब्द

जब कोई नई बच्ची इस दुनिया में आती है वह पूरी तरह से अपनी मां और आसपास मौजूद लोगों पर ही निर्भर होती है।

जब मुझे यह किताब लिखने का विचार आया, तो यह एक नवजात शिशु की तरह ही था। चूंकि किसी तरह का बाहरी सहारा नहीं था, इसलिए मैंने इस खयाल को अपने दिमाग में जड़ कर लेने के लिए बार-बार टटोला।

आपके सामने इस काम को पेश करते हुए मुझे बहुत खुशी हो रही है, जो मेरे अन्दर ही अन्दर एक लम्बे समय से पनप रहा था। यह किताब लिखना मेरे लिए कुछ नया सीखने का एक बहुत बड़ा अनुभव था। इस दौरान मैंने अपने ही विचारों को व्यवस्थित किया और शब्दों के एक ढांचे में बांधा। मैंने इस सच्चाई को भी महसूस किया कि भारतीय महिलाएं सबसे अलग हैं और मैं भारतीय महिलाओं के सैल्फ-मैनेजमैन्ट को केन्द्रित करना चाहती थी। हमारा समाज भूमिकाओं और परम्पराओं में बंधे होने के कारण किसी व्यक्ति के व्यक्तित्व की तुलना में, उस व्यक्ति पर अधिक प्रभाव डालता है।

भारतीय महिला किसी भी परिवार का सदस्य पहले होती है, बाद में वह अपने-आप में महिला कहलाती है। वह अपनी सारी जिन्दगी एक महानायिका के रूप में बिता देती है और ऐसा करने के भाव उसके अन्दर भीतर तक जड़ कर जाते हैं।

अब, हालांकि इस महिला में कुछ बाहरी बदलाव देखे जा रहे हैं, तो हम पाते हैं कि महिलाएं पहले से कुछ अधिक विश्वास से भरी हुई और जानकार दिखाई देती हैं। वे काम-काजी हो गई हैं, फैसले खुद लेती हैं और अपना रास्ता खुद तय करती हैं। लेकिन इसके बावजूद मुझे महसूस होता है कि महिलाओं की "भूमिका" ही बहुमुखी और बहुआयामी हुई है। अब वह पहले के मुकाबले अधिक भूमिकाएं निभाने लगी हैं।

मैंने यह किताब आजाद चेतना और स्वतन्त्र सोच रखने वाली महिलाओं की खोज में लिखी है। मैंने यह किताब भारत की उन महिलाओं के दिमाग को प्रेरित करने की कोशिश में लिखी है जो अपने गुणों का भरपूर इस्तेमाल करने के लिए तो हमेशा आगे रहती हैं, लेकिन अपने खुद के खिलाफ ही।

इस किताब के लिए, मैं बहुत-सी महिलाओं का एक हिस्सा बनी। मैंने उन महिलाओं के भीतर झांकने की कोशिश की जो चुपचाप सब कुछ सहती हैं और वे भी जो अपनी सोच को कहती हैं।

संभवतः यह किताब भारतीय महिलाओं के लिए लिखी गई पहली किताब है।

मुझे पूरी उम्मीद है कि मेरा यह काम (भारतीय महिलाओं को) खूबसूरत दिखने की टिप्स, व्यंजनों की 'रैसिपी' और संबंधों की भूलभुलैया से परे कुछ और देखने के लिए बढ़ावा देगा। यह किताब उन सब महिलाओं की मदद करेगी, जो अपनी मदद स्वयं करना चाहती हैं। यह किताब उन्हें आदर, गरिमा और उनकी दुर्लभ प्रतिष्ठा बनाए रखने का लक्ष्य रखती है।

यह किताब मूलतः अंग्रेजी में लिखी गई है। अतः कई जगहों पर हिन्दी शब्द भावनाओं को प्रदर्शित करने में असमर्थ रहे हैं। कई जगह अंग्रेजी से ही काम चलाना पड़ा है। मैंने पूरा प्रयास किया है कि पुस्तक का मंतव्य प्रभावित न हो परंतु भाषाओं की अपनी अपनी आत्मा है।

एक महिला की तरफ से समस्त महिलाओं व पुरुषों को एक भेंट।

अगस्त, 2004 **स्वाति लोढ़ा**

दुनिया भर की महिलाओं
को
समर्पित

एक किताब पुरुषों के लिए

इस किताब का पिछला पेज पुरुषों द्वारा इस किताब को पढ़े जाने के लिए एक पर्याप्त वजह है। इसके बाद आपको 'औरत' कहलाने वाले रहस्य की पूरी तरह से जानने का एक अकेला और पहला मौका मिलेगा। हालांकि, इसके अलावा भी अन्य बहुत से गम्भीर कारण हैं, जिनके आधार पर आपको यह किताब जरूर पढ़नी चाहिए।

पहला, हो सकता है कि आप एक पिता, भाई या पति हों, और अगर नहीं हैं तो कुछ समय बाद इस भूमिका में आने वाले होंगे। यह किताब आपको इन सभी भूमिकाओं को जीवन्त तरीके से पूरी तरह निभाने के लिए एक अन्दरूनी दृष्टि और सही समझ प्रदान करती है।

दूसरे, यह आपको महिला और पुरुषों के बीच अन्तर को अच्छी तरह से समझने में मदद करेगी। अगर एक महिला यह किताब पढ़ने के बाद बदलती है, तो उसके साथ-साथ चलने के लिए आपको भी बदलना होगा (बाद में लेखिका को कोसने से अच्छा है, इसे अभी पढ़ लें)।

तीसरा, असल में यह पुरुषों को एक प्रेरणा देने वाली किताब है, जो अप्रत्यक्ष रूप से पुरुषों को उस जगह ले जाती है, जहां महिलाएं उनके साथ आजादी, आत्म-स्वाभिमान और परिचय बांटने को तैयार हैं।

महिलाओं के लिए कुछ बेहतर करने का आखिरी मौका खोने से पहले, इस किताब को जरूर पढ़ें।

आभार

जब हम अपनी किताब 'कम ऑन! गैट, सैट गो...' (2002 की बैस्ट सैलर) पर काम कर रहे थे, मैंने शैलेश (मेरे पति) से कहा कि इसमें खासतौर पर महिलाओं के लिए एक अध्याय जोड़ा जाना चाहिए। मेरे दिमाग में भारतीय महिलाओं से जुड़े कुछ विचार घूम रहे थे।

उन विचारों को व्यक्त करने के लिए एक संपूर्ण पुस्तक की आवश्यकता थी। 'तुम इन विचारों को कमजोर क्यों करना चाहती हो?' शैलेश ने जवाब दिया। उन्होंने ही मुझे एक पूरी किताब भारतीय महिलाओं को समर्पित करने का विचार दिया और मैं इसके लिए उनका धन्यवाद नहीं करती। वे मेरे विचारों के जनक हैं।

मैं, उन सभी का धन्यवाद करती हूं जिन्होंने हमारी कार्यशाला में भाग लिया और जिन्होंने मुझे उनके जीवन, भारतीय महिला की छवि बनाने वाली उनकी सोच के भीतर झांकने का अवसर प्रदान किया।

मैं अपने माता-पिता की ऋणी हूं, जिन्होंने मुझे सोचने और फैसले लेने की पूरी आजादी दी, तब भी जब इस पूरी प्रक्रिया में उन्हें भी चोट पहुंची।

मैं, हमारे प्रशिक्षण संगठन "स्वैश" के सभी छात्रों और हितैशियों का भी आभार प्रकट करती हूं, जिन्होंने हमेशा मुझमें विश्वास रखा।

मैं अपनी बड़ी बहन और जियाजी मनीषा-सौरभ मिश्रा का भी विशेष आभार प्रकट करती हूं, जिन्होंने किताब लिखते समय बहुत ध्यान से इसे बार-बार पढ़ा और अपने कीमती सुझावों से इस किताब को निखारा। मैं उन सभी लोगों का धन्यवाद करती हूं जिन्होंने प्रत्यक्ष और अप्रत्यक्ष तरीके से मेरे विचारों को एक नई शक्ल दी और विचारों को पैनापन दिया।

मैं अपने सास-ससुर का इस पूरे समय में सहयोग मिलने के लिए धन्यवाद करती हूं।

मैं अपनी खुशियों के खजाने, अपनी बेटी, स्वरा की भी ऋणी हूं, जिसने हमेशा मेरे आस-पास रह कर एक नई स्फूर्ति प्रदान की। उसने मुझे मां बनाकर मेरे अस्तित्व में एक नया आयाम जोड़ दिया।

स्वाति लोढ़ा

एक किताब महिलाओं के लिए

निश्चित ही यह काम महिलाओं के लिए बहुत महत्त्वपूर्ण और प्रेरक है। शुरुआत से ही मैं इस किताब की जरूरत पर जोर देने की जरूरत महसूस करती आयी हूं।

पहली, यह एक सच्चाई है कि महिलाओं और पुरुषों में अन्तर है। एक ही प्रजाति से संबंध रखने के बावजूद, उनकी सोच, किसी बात को सामने रखने, उसका विश्लेषण करने और एक दूसरे से जुड़ने के तरीकों में अन्तर है। नतीजतन, खासतौर पर महिलाओं के लिए 'सैल्फ-मैनेजमैन्ट' की एक किताब की जरूरत महसूस की गई।

दूसरी, मैंने आमतौर पर यह महसूस किया है कि एक औरत की सबसे बड़ी दुश्मन औरत ही होती है। हालांकि इस बात में पुरुषों के लिए भी कुछ सच्चाई है, लेकिन पुरुष जानते हैं कि वे क्या हैं और क्यों हैं। इसलिए ज्यादातर 'सैल्फ मैनेजमेन्ट' किताबें भी पुरुषों को ध्यान में रखकर ही लिखी जाती हैं। यह किताब महिलाओं के लिए है, जो महिलाओं को जीवन पद्धति के 'क्या' और 'क्यों' में गोता लगाने की कोशिश है।

तीसरी, यह किताब सीधे-सीधे सभी भारतीय महिलाओं को ध्यान में रख कर लिखी गई है, जो अपने आप में बेजोड़ हैं। भारतीय महिला, परिवार, कर्त्तव्य और अपेक्षाओं की पर्याय है। शायद 'ought' अंग्रेजी भाषा की एक ऐसी क्रिया है जो भारतीय महिलाओं के अस्तित्व को लगभग 90% समेकित करती हैं। यही भारतीय संदर्भ में महिलाओं पर केन्द्रित एक किताब की ज़ररूत दर्शाता है।

भाग एक

प्रारंभ

(The Premises)

विषय सूची

एक झलक

(The Curtain Raiser)

मैं सपने देखता हूं
पा लेता हूं, सब कुछ
मैं भाग्य विधाता हूं
संभव करता हूं, सब कुछ
आप ठीक समझे,
`मैं' एक `पुरुष' हूं।

तुम एक मां हो
पत्नी और बेटी भी तुम ही
अपना लेती हो
घटता है, आस-पास सभी
मैं जानता हूं
`तुम' एक `औरत' हो

`मैं'** एक पुरुष हूं। **`तुम', स्त्री हो।

यह सच है। इक्कीसवीं सदी में यह सच्चाई हम पर मुंह बाए हंस रही है। `मैं' पहले हूं। `तुम' कोई और, द्वितीया हो।

`मैं' हूं पथ निर्धारक, तुम इस पर चलो।

`मैं' कुछ भी कहूं, `तुम' वही बोलो।।

वर्षों से किसी भी भारतीय `पुरुष' और `स्त्री' के बीच इसी तरह का `असंतुलित', ताल-मेल रहा है।

अगर अंग्रेजी भाषा के शब्द `SHE' (स्त्रीलिंग) का शाब्दिक अर्थ निकाला जाए तो, इसमें `HE' (पुल्लिंग) समाया हुआ है, लेकिन दुनियादारी देखी जाए तो ऐसा नहीं होता-**`HE'** (पुल्लिंग) अपनी ही सत्ता जमाए हुए स्वयं भूः `पुरुष' है और **`SHE'** (स्त्रीलिंग) खुद ही जबरदस्ती चुप रहने वाला चरित्र है और यह इस गहराई को बढ़ाता है।

हमारी वर्षों पुरानी संस्कृति, परम्पराओं को हमारे आराम और सुविधाओं के अनुसार ढाला गया, पुरुषों को बढ़ा-चढ़ाकर देखने वाले हमारे रवैये ने पुरुषों को इस बात का भरोसा दिला दिया कि `महिलाओं' से जुड़े फैसले लेने, उनकी हंसी उड़ाने और उन पर हक जताने का पूरा-पूरा हक पुरुषों को ही है।

यही संस्कृति, परम्पराएं और पारिवारिक मूल्य ज्यादातर एक औरत को यह मानने के लिए मजबूर करते हैं कि उसे `पुरुषों' के साथ `ऐडजस्ट' करना होगा, उन्हें स्वीकार करना होगा और उनकी बात को मानना होगा।

यह कहना बहुत घिसा-पिटा ही होगा कि हमारा समाज, एक पुरुष प्रधान समाज है। यह एक सच्चाई है, जो जग-जाहिर है। यह ऐसी किताब नहीं है, जो इस सच्चाई को नकारना या इसके खिलाफ जाना चाहती है। यह इस मौजूदा व्यवस्था को ठोकर मारने की कोशिश नहीं है।

यह किताब `महिलाओं' को अपने उस साहस और क्षमता से `रू-ब-रू' कराने के लिए है, जिसका जरूरत से ज्यादा; लेकिन उनके खिलाफ इस्तेमाल किया गया है।

हां! एक बात और

यह महिलाओं के लिए

समानता की मांग करने वाली

किताब नहीं है।

यह एक ऐसी किताब है,

जो महिलाओं को अपनी

प्रतिष्ठा, गरिमा और

स्वाभिमान बनाए रखने के लिए

सशक्त करती है।

महिलाएं क्या हैं: एक पुनरावलोकन

(What Women Are : An Overview)

मेरी नानी, मुझे अपनी सारी जिन्दगी का निचोड़ बताया करती थीं। वे अक्सर एक बात दोहराया करती थीं, "हर औरत के अन्दर एक़ गहराई होती है या औरत, गहराई में होती है।" (There is a well inside a women or a woman inside a well.)

उस वक्त मैं उनकी इस बात को नहीं समझ सकी थी। उन्हें यह बात बहुत पसंद थी पर वे अक्सर ऐसा बोझिल मुस्कान व लंबी सांस छोड़ते हुए कहा करती थीं। मैंने कभी भी उनसे इस बात को खोल कर समझाने के लिए नहीं कहा, क्योंकि उस समय मेरे लिए इसका कोई मतलब ही नहीं था। मैंने हमेशा इस बात की तस्वीर देखने की कोशिश की। "किसी औरत के अन्दर गहराई?" मुझे हंसी आती थी।

आज मैं इस बात के साथ अपने सत्ताईस सालों का अनुभव और विचारों को जोड़ कर देखती हूं तो मुझे इसका मतलब समझ आता है।

हर औरत के अंदर एक गहराई होती है या औरत गहराई में होती है।

हर औरत दो तरह की दुनिया में रहती है। एक में वह अपना जीवन बिताती है और दूसरी में वह अपनी जिन्दगी जीती है। वह, अपने से बाहर की दुनिया में "जीवन बिताती" है और अपने अन्दर की दुनिया में "जिन्दगी जीती" है। हर औरत अलग-अलग तरीकों से इस गहराई में रहती है।

कुछ इस बाहरी दुनिया के अन्दर गहराई या यूं कहिए कि कुएं में रहती है और कुछ अन्दरूनी दुनिया के कुएं में रहती हैं। कुछ ऐसी भी होती हैं जो इन दोनों कुओं के बीच में झूलती रहती हैं।

"बाहरी कुआं" (या गहराई), एक गहरी अंधेरी जगह है, जो महिलाओं के अस्तित्व को सीमित कर देता है। यह उसे बांध देता है। यह उसे हर चीज़ जानने से रोकता है। इसमें खुली जगह नहीं होती, बाहर के लिए कोई खिड़की या झरोखा नहीं होता। बाहरी कुएं में रहने वाली महिला इन खिड़कियों की कमी या न होने का बिलकुल आभास नहीं करती, क्योंकि वह इस तरह की खुली जगहों से पूरी तरह अनजान है। यह कोई वास्तविक कुआं या गहराई नहीं, बल्कि सांसारिक गतिविधियों का प्रवाह है जो उसे सुबह से शाम तक कोलू के बैल की तरह काम में लगाए रहता है।

'बाहरी कुआं' (या गहराई), एक गहरी, अंधेरी जगह है जो महिलाओं के अस्तित्व को सीमित कर देता है। यह उसे बांध देता है। यह उसे हर चीज जानने से रोकता है।

यह बाहरी कुआं कुछ महिलाओं के लिए सारी दुनिया बन कर रह जाता है। न तो इसमें "बाहर झांकने" की कोई खिड़की होती है और न ही "अन्दर झांकने" के लिए कोई झरोखा। इससे भी बदतर तो यह है कि उन महिलाओं की कोई इच्छा भी नहीं होती।

"अन्दरूनी कुआं" एक "शौक-ऐब्जॉर्वर" (झटके सहने वाला), `कुशन' की तरह होता है। यह उसे मजबूत कर सकता है, यह उसे एक बार फिर से खड़े होने मे मदद कर सकता है, बशर्ते वह इसमें रहे। अन्दरूनी कुआं तरोताजा ऊर्जा और उत्साह से भरपूर एक तालाब की तरह है, जिसके एक कोने में महिला के बैठने लायक नाव बंधी है। इस कुएं की दीवारों पर चारों तरफ हर एक साल के कैलेन्डर लगे हुए हैं, जिन पर रोज की छोटी-बड़ी घटनाएं गुदी हुई हैं। ये घटनाएं उनकी असल महत्त्व के साथ नहीं गोदी गई हैं बल्कि उन्हें "एक महिला की सोच' के हिसाब से रखा गया है। कुछ महिलाएं सिर्फ इस चारदीवारी का ही इस्तेमाल करती हैं। वे इस कुएं या गहराई में गोता नहीं लगातीं।

"अन्दरुनी कुआं" एक `शौक-एब्जॉर्वर' (झटके सहने वाला), `कुशन' की तरह होता है। यह उसे मजबूत कर सकता है। यह उसे फिर से खड़ा कर सकता है।

कुछ ही ऐसी मजबूत महिलाएं होती हैं, जो इस नाव में बैठकर अक्सर अन्दर तक जाने का साहस करती हैं।

हां! एक बात और

महिलाओं के अस्तित्व को
ध्यान में रखते हुए उन्हें
नीचे दी गई तीन श्रेणियों में
बांटा जा सकता है :

- तृप्त महिलाएं
- भ्रमित महिलाएं
- आश्वस्त महिलाएं

तृप्त महिलाएं	**भ्रमित महिलाएं**	**आश्वस्त महिलाएं**
तृप्त (कन्टैन्ट)	भ्रमित (कन्फ्यूज्ड)	आश्वस्त (कॉन्फीडेन्ट)
कर्त्तव्य निभाने वाली	कर्त्तव्य से बंधी हुई	अधिकारों और कर्त्तव्यों में संतुलन रखने वाली
निष्क्रिय सोच	अस्थिर सोच	स्पष्ट सोच
घरेलू दिशा	कोई दिशा नहीं	पारिवारिक और उपलब्धियों वाली दिशा
जानकारी न होना	खुद को पसन्द न करना	अपना आदर करना
खुशी से मानने वाली	कुंठित होकर मानने वाली	रुख निश्चित करने वाली
नजरअंदाज करने वाली	सहनशील	साहसी

तृप्त महिलाएं (Woman in A Well)

इस तरह की महिलाओं का अस्तित्व पूरी तरह से संतुष्टि वाला होता है। वह एक ऐसे बच्चे की तरह होती है, जो कभी बड़ा नहीं होता। उसके लिए दुनिया की शुरुआत और अंत, घर की चारदीवारी ही होती है। लेकिन उसे इसका कोई पछतावा, कोई शिकायत नहीं होती।

इस तरह की महिलाओं का अस्तित्व पूरी तरह से संतुष्टि वाला होता है। वह एक ऐसे बच्चे की तरह होती है, जो कभी बड़ा नहीं होता।

वह अपनी जिन्दगी, सामाजिक रीति-रिवाजों के हिसाब से, उन्हीं के इर्द-गिर्द रखती है। वह अपनी सारी जिंन्दगी, परम्पराओं से बंधे अपने पुरखों द्वारा दिखाए गए रास्तों पर चलकर बिताती है। इसका नतीजा यह होता है कि उसकी जिन्दगी रुखी, उदास होकर रह जाती है क्योंकि इस तरह की महिलाएं कभी भी अपने दिमाग या सोच का इस्तेमाल नहीं कर पाती।

2 फरवरी, 2003 स्पेश शटल कोलंबिया के दुर्घटनाग्रस्त हो जाने की खबर ने चारों तरफ दुःख और शोक फैला दिया। हमने अगले दिन की शुरुआत अपने ऑफिस में दो मिनट का मौन रख कर की। वर्कशॉप में भाग ले रही मिसेज श्रीधर उस दिन कुछ देर से पहुंचीं। वे मिठाई के दो डिब्बों के साथ, बहुत जल्दबाजी में अन्दर आईं।

"सॉरी मैडम, मैं थोड़ा-सा 'लेट' हो गई। असल में आज मेरे बेटे का बर्थडे है। मुझे ये सब 'अरेंज' करने में थोड़ी देर हो गई।" उन्होंने अपने हाथ में मिठाई के डिब्बों की तरफ इशारा करते हुए कहा।

मैं चुप थी। "लेकिन आन्टी, यह कोई 'पार्टी टाईम' नहीं है।" वर्कशॉप में भाग ले रही एक अन्य छात्रा शैरी ने बहुत सौम्य, शान्त तरीके से कहा।

"क्यों? आज राहुल का बर्थडे है। आप सब तो पार्टी चाहते थे।" मिसेज श्रीधर ने थोड़ा अविश्वस्त होते हुए कहा।

यह बात साफ थी कि, कोलंबिया या कल्पना चावला के बारे में उन्हें कुछ नहीं पता था। जब हमने उन्हें बताया, तो उन्होंने हड़बड़ी में जवाब दिया, "आय एम सॉरी, आज सुबह मैंने अख़बार नहीं पढ़ा। मैं ये सब बनाने में 'बिजी' थी। प्लीज़, अब पार्टी खराब मत करो। सारी 'डिशिज' बहुत मजेदार है।"

पहली बात तो यह कि उन्हें 'स्पेश शटल' के बारे में ही कुछ नहीं पता था। जब उन्हें बताया गया, तो भी उनके लिए कल्पना चावला के दु:खद निधन से ज्यादा मायने 'बर्थडे' और उसकी 'तैयारियों' के थे।

भ्रमित महिलाएं (Woman in A Web)

इस तरह की महिलाएं बहुत ज्यादा घबराई हुई और उलझन में रहती हैं। ऐसे जाल में फंसी महिलाएं दु:खी और असंतुष्ट रहती हैं, लेकिन इसकी कोई ठोस वजह ढूंढ पाने में भी नाकामयाब रहती हैं। इसी समय, उसे अपने अन्दर एक कुआं या गहराई होने का अहसास भी होता है। कभी-कभी वह इसमें गोता भी लगाती है, लेकिन डरती है कि इसके गहरे पानी में वह कहीं सराबोर न हो जाए, क्योंकि इस पानी में उसकी जीवन बदलने की क्षमता है।

ऐसे जाल में फंसी महिलाएं दु:खी और असंतुष्ट रहती हैं, लेकिन इसकी कोई ठोस वजह ढूंढ़ने में भी नाकामयाब रहती हैं।

एम.बी.ए. कोर्स के दौरान राधिका मेरी 'बैचमेट' थी। वह हमेशा से पढ़ाना चाहती थी। पोस्ट ग्रेजुएशन के तुरन्त बाद उसने पी.एच.डी. में अपना रजिस्ट्रेशन करा दिया। लेकिन जल्दी ही उसकी शादी हो गई। हमारा संपर्क भी टूट गया। हाल ही में दिल्ली जाते समय मैं उससे टकरा गई। वह दो छोटी-छोटी बच्चियों के साथ सफर कर रही थी। अचानक मिलने की खुशी से उबरने के बाद, मैंने उससे पूछा कि वह क्या कर रही है?

"बच्चे संभाल रही हूं (बेबी सिटिंग)," उसने अपने दोनों बच्चियों की तरफ इशारा करते हुए कहा।

"ओह! यह तो कुछ समय की पूरी व्यस्तता है। तुम्हारी पी.एच.डी. का क्या हुआ?" मैंने पूछा।

"ओह! वह तो मैंने बहुत पहले ही छोड़ दी," उसने मेरी तरफ बिना देखे जवाब दिया।

"पूरी नहीं हुई?" मैंने फिर से कुरेदा। मुझे पता था कि वह पढ़ाने से कितना प्यार करती थी। वह हमेशा काम करना चाहती थी और 'टीचिंग' सबसे अच्छा काम था।

"हां, शादी के बाद 'टाइम' ही नहीं मिलता था।" उसने बात बदलने की कोशिश की।

"पर तुम तो हमेशा से यही काम करना चाहती थी।" बेवकूफ़ी भरे अन्दाज में मैंने बातचीत जारी रखी।

"राजेश ऐसा नहीं चाहते थे। उन्होंने, मुझसे कहा कि हमारे पास सब कुछ है। औरत को काम तभी करना चाहिए, जब पैसे की जरूरत हो। घर और बच्चों का ध्यान रखो। बस, और क्या।"

"तुम्हें क्या लगता है, ऐसा सोचना ठीक है?" मैंने फिर पूछा।

"और कोई चारा भी तो नहीं था। मैं उसके साथ बहस नहीं करना चाहती और दिमागी परेशानियां किसे अच्छी लगती है?" उसने बहुत दु:खी होकर जवाब दिया।

वह भीतर से दु:खी थी, क्योंकि वह जो कुछ कर रही थी, उससे कहीं ज्यादा और अच्छा कर सकती थी। उसने कड़वाहट को अपने अन्दर जगह दे दी। न तो वह अपनी मौजूदा हालात से तालमेल बिठा पाई और न ही अपनी जिन्दगी में अपनी मर्जी के मुताबिक बदलाव लाने के लिए कोई योजना ही बना पाई।

मायाजाल में फंसी औरत अपने अन्दर कुएं की सिर्फ दीवारों को ही देखती है। वह इस कुएं के अन्दर गोता नहीं लगाती। वह किनारे से ही उसके अन्दर देखती रहती है। वह अपना सारा दु:ख, ना-पसन्द और प्रतिशोध को लोगों और कुएं की दीवारों की स्थिति से जोड़ कर देखती है। उसका दिमाग सोचना, समझना जानता है परंतु उसके पास सोचने के लिए कुछ है ही नहीं।

वह गलत विचारों के प्रति अधिक संवेदनशील होती हैं, मानहानि और हीन भावना रखे जाने के प्रति अधिक संवेदनशील होती है क्योंकि

वह शारीरिक रूप से तो काम-काज में लगी रहती है लेकिन दिमागी तौर पर खाली रहती है। वह अपने अन्दर मौजूद कुएं की दीवारों पर ना-उम्मीदी और मायूसी कुरेदने लगती है। वह कुंठा और विवशता में अपनी अच्छाई खोने लगती है। अगर वह कुएं की दीवारों से ही चिपकी रहती है तो, अपनी ऊपरी भावनाओं में ही फंसी रह जाती है। वह सही कदम उठाने के लिए जूझती रहती है लेकिन हताशा, चिंता और अन्दरूनी गुस्से की दीवारें उसे चारों तरफ से घेरे रहती हैं। बहुत-सी घरेलू औरतों के साथ-साथ कामकाजी महिलाएं अपनी जिन्दगी में हुई गलत बातों की उधेड़-बुन में ही लगी रहती हैं। वे अपनी जिन्दगी को बेहतर बनाने का कोई रास्ता नहीं देखतीं। जब भी उनका दिमाग खाली होता है, वे दुःखद घटनाओं को बार-बार सोचती रहती हैं।

यह सब कुछ घरेलू या कामकाजी होने से नहीं जुड़ा है। यह उनके रवैये की बात है। बहुत-सी कामकाजी महिलाओं के काम में दिमागी कसरत शामिल न हो, तो वे हमेशा दुःखी ही रहती हैं। उन्हें अपने काम में खुशी का अनुभव नहीं होता। वे सिर्फ पैसे के लिए काम करती हैं। वे व्यक्तिगत रूप से बढ़ ही नहीं पातीं और अपने-आपको जकड़ा हुआ महसूस करती हैं।

आश्वस्त महिलाएं
(Woman with A Well Within)

ऐसी महिलाएं अपने अन्दर की दुनिया में रहने के साथ-साथ बाहरी दुनिया में भी पूर्ण विश्वास के साथ अपना अस्तित्व बनाए रखती हैं। इस तरह की महिलाएं अपने अन्दर की गहराई से ताकत पाकर, बाहरी दुनिया में अपना अस्तित्व कायम रखती है। दूसरी महिलाओं की तरह वह भी लगभग हर प्रकार की दिक्कतों का सामना करती है, लेकिन वह अपने अन्दर मौजूद गहराई या कुएं में गोता लगाने को चुनती है और हर दिक्कत का सामना करने के साथ और मजबूत व ऊर्जावान बनती जाती है। उसकी खुशियों और ऊर्जा का स्रोत, उसके भीतर ही होता है। खुद को ठोस करने के लिए वह अपने अन्दर मौजूद खजाने का इस्तेमाल करती है।

अपने भीतर गहराई या कुआं रखने वाली महिलाएं बहिर्मुखी (ओपन) होती हैं, अपनी सोच को प्रकट करती हैं, फैसले करती हैं और अपनी महत्वाकांक्षाओं के साथ-साथ संबंधों का भी पोषण करती हैं।

उसके अन्दर मौजूद कुएं के एक कोने में छोटी-सी नाव बंधी होती है। जब भी उसे अपनी ऊर्जा को पुनः इकट्ठा करने की जरूरत पड़ती है, वह इस नाव में सवार हो जाती है। वह अपने आपको उस अशांत, गहरे पानी की अथाह गहराइयों में पाती है। पानी की वो गहराइयां उसका दोस्त 'फिलॉस्फर' और 'गाइड' बनकर सामने आती है। वह एक गोता लगाती है और इस दुनिया का सामना करने के लिए, आगे बढ़ने के लिए पूरी तरह से तरोताज़ा होकर वापिस आती है।

यह औरत बहिर्मुखी (ओपन) होती है, अपनी सोच को प्रकट करती है, आवाज़ उठाना जानती है, फैसले करती है और अपनी महत्वाकांक्षाओं के साथ-साथ संबंधों का भी पोषण करती है।

यह स्वतन्त्र चेतना के साथ दुनिया को जीत लेने वाली नारी है।

हां! एक बात और

यह सब कुछ घरेलू या कामकाजी महिला होने से नहीं जुड़ा है। यह उनके रवैये की बात है।

तृप्त महिलाएं	रिक्त/खाली	
भ्रमित महिलाएं	भ्रमित	
आश्वस्त महिलाएं	जीवन्तता से लबालब	

तृप्त महिलाएं

(Women in A Well)

वह जिन्दगी की एक बनी-बनाई राह पर चलती है। तृप्त महिला अपने सभी कर्त्तव्यों को पूरा करती है। सबको खुश रखने के लिए वह बिना थके लगातार चलती रहती है। वह अपने आपको एक समर्थ व्यक्तित्व (Competent Individual) कम और दूसरों को सहारा देने वाली मशीन (Mechanical support system) ज्यादा समझती है। पुरुषों की हर उपलब्धि को वह अचरज के साथ देखती है मानो यह काम सिर्फ पुरुष ही कर सकते हों।

वह रोजमर्रा के उत्साहहीन काम करते हुए, अपनी सारी ताकत खत्म कर डालती है। इसमें भी सबसे अच्छी बात उसकी कभी न डगमगाने वाली मासूमियत है जिसके सहारे वह अपनी शक्तिहीनता को किस्मत समझ कर गले लगा लेती है।

हां! एक बात और

"तृप्त महिलाएं", पुरुषों द्वारा बनाए गए देवतुल्य आसन को ग्रहण करती हैं। बदले में, वह अपना सर्वस्व उस पुरुष को भेंट के रूप में दे देती है। ऊंघते हुए दिमाग के साथ उसका दिमाग सुप्त है व दिल आश्रित है। तब भी, उसका अस्तित्व आनन्द से भरा है, पर वह अपनी जिंदगी में मौजूद अन्य महिलाओं को प्रताड़ित करने से नहीं चूकती।

वह सोचती नहीं है, बस करती रहती है। वह कोई फैसला नहीं लेती, सिर्फ कहा गया करती रहती है। वह किसी चीज का मजा नहीं लेती, सिर्फ मेहनत करती है। लेकिन वह 'खुशी' और संतुष्टि जैसे शब्दों को हमेशा से अपने साथ जोड़ती रही है, जबकि सच्चाई ये है कि उसने यह कभी नहीं जाना कि असल में वह किस चीज से अनभिज्ञ है।

वह बहुत खुशी के साथ "यैस बॉस" का बिल्ला लगाए रहती है।

आइये एक बार इन 'तृप्त महिलाओं' की जिंदगी में झांके और उन्हें जानें :

देवतुल्य आसन
(The Deified Pedestal)

24 वर्षीय बैंक कैशियर अंजली ने यह घटना हमारे साथ एक वर्कशॉप में बाँटी :

"मुझे अच्छा खाना बहुत अच्छा लगता है। बच्चों की तरह मैं "डिनर टाइम" का ही इन्तजार करती रहती थी, ताकि खाते हुए खूब मजे ले सकूं। जब मैं स्कूल में थी तब 'लन्च' में कभी भी इतना मजा नहीं आता था, क्योंकि वह 'स्कूल टाइम' होता था।"

शादी के बाद एक दिन मैं ऑफिस से शाम करीब आठ बजे आई और अपना 'डिनर' खाने के लिए बेचैन थी। उस समय तक मेरे पति संजय नहीं आए थे।"

"मैं खाने के लिए कुछ लेने रसोई में गई।

मेरी सास बोली, "संजय के आने तक इंतजार कर लो।" मैंने सोचा वह ऐसा इसलिए कह रही हैं, ताकि हम दोनों एक साथ खा लें। मैं इंतजार करने लगी। जब वे आए, तो मेरी सास ने फटाफट उनके लिए खाना परोस दिया। जब मैं रसोई में वापिस पहुंची तो सब कुछ साफ-साफ समझ गई।

"घर की औरत अन्नपूर्णा होती है।"

मैं उनकी बात में गर्व का अहसास कर सकती थी।

"अगर पहले वह खुद खा ले, तो इस बात का ध्यान कौन रखेगा कि दूसरे लोगों के लिए पूरा भोजन है या नहीं!" उन्होंने अपने और मेरे लिए खाना लगाते हुए अपनी बात पूरी की।

"अन्नपूर्णा", "गृहलक्ष्मी"... और पता नहीं क्या-क्या!

इस तरह की महिलाएं, स्वयं को अन्नपूर्णा की तरह समझती हैं। पुरुष का षड्यंत्र एकदम स्पष्ट है। दैवीकरण का अहसास महिलाओं को इस दुनिया में उनके अधिकारों और उनसे जुड़ी खुशियों से दूर करने के लिए कराया जाता है। वह हर तरह का दु:ख-दर्द, बहुत बड़ी ताकत के साथ झेल सकती है क्योंकि वह एक देवी है। वह चेहरे पर मुस्कराहट और आंखों में खुशी लिए बलिदान करती रहती है क्योंकि वह कर सकती है, वह सब कुछ सहती है क्योंकि कोई और (पुरुष) ऐसा नहीं कर सकता। वह चुप रहती है क्योंकि वह सब पर अनुकंपाशील और सबका हित चाहने वाली है।

"देवियों जैसा व्यक्तित्व" रखने वाली वे महिलाएं मानती हैं कि उनके भाई, पति, पिता सभी उनके समर्थन के कारण ही अच्छे काम कर पाते हैं।

असल में वह अथक परिश्रम करती है, उसे सहन करना पड़ता है, चुप रहना पड़ता है क्योंकि उसे 'देवी' माना जाता है। उसे और क्या चाहिए? इस तरह से 'उनके' द्वारा घोषित देवी को इच्छाएं, सपने और समस्याएं रखने की क्या जरूरत है? अब, अगर कोई देवी इच्छाएं, सपने या शिकायतें रखें, यह तो अनर्थ ही हो जाएगा। है न?

इस तरह 'दैवीय' महिलाएं स्वयं पर गर्व महसूस करती है। वे मानती हैं कि उनके भाई, पति, पिता सभी उनके समर्थन के कारण ही अच्छा काम कर पाते हैं। वे अपनी **BSF फौज (Brother, Son, Spouse and Father = भाई, बेटा, पति और पिता)** की मदद करने के लिए, जरूरत से ज्यादा बेचैन रहती हैं, भले ही उनकी इस मदद की कोई कीमत हो या नहीं।

उपहारस्वरूप
(The Return Gift)

पुरुषों द्वारा प्रदत्त 'देवी' सम्मान पाकर महिला वर्ग इतना भाव-विभोर हो जाती है कि वे स्वयं को हमेशा के लिए समर्पित करने को आतुर हो जाती है। उनका पति 'परमेश्वर' बन जाता है और उसकी आड़ में बाकी फौज भी अपनी जगह ले लेती है।

वह, उसे देवी "पुकारता" है।

वह, उसे ईश्वर "बना" देती है।

औरत मानने लगती है कि यह बी.एस.एफ. फौज या ब्रिगेड उसकी किस्मत तय करने वाले, 'भाग्य विधाता' हैं। तृप्त महिला को जिन्दगी में, पहले पिता रास्ता दिखाते हैं, इसके बाद रास्ता दिखाने का यह काम पति को सौंप दिया जाता है, बाद में पति से यह बेड़ा बेटे को दे दिया जाता है। भाई इस सबके बीच एक कड़ी का काम करता है। अब होता क्या है कि इनमें से किसी एक के भी मौजूद न होने पर,

कुएं में रह रही औरत की जिन्दगी में, पहले पिता रास्ता दिखाता है, इसके बाद रास्ता दिखाने के यह काम पति को सौंप दिया जाता है, बाद में पति से यह बेड़ा बेटे को दे दिया जाता है।

उस औरत की किस्मत पर बहुत गहरा असर पड़ता है। अगर रास्ता दिखाने का काम किसी और को सौंपे बिना, पिता की मृत्यु हो जाए तो उस औरत की किस्मत को अंधेरे में डूबी समझिए। अगर पिता की मृत्यु बाद में होती है, तो कोई खास असर नहीं पड़ता क्योंकि तब उसकी जिम्मेदारी पति को सौंपी जा चुकी होती है।

इस तरह की 'रिले' (Relay) दौड़ चलती रहती है, चलती रहती है और ये महिला 'बिना त्रुटि के' पिता द्वारा पति और पति द्वारा पुत्र को सौंपी जाती रहती है। इस दौड़ में अगर कोई भी खिलाड़ी पिता, पति, पुत्र और भाई) रत्ती भर भी कमजोर है या नहीं है, तो बैटन (Baton) अर्थात् उस औरत को बहुत बुरी कीमत अदा करनी पड़ती है।

चिरस्थायी आश्रित
(Diehard Dependents)

तृप्त महिलाएं जन्म से मृत्यु तक हर फैसले के लिए पुरुषों पर आश्रित रहती हैं और वे इस बात को बिना किसी दिक्कत के मान भी लेती हैं।

मैंने अपनी दादी के रोजमर्रा के कामों की अच्छी तरह से देखा। वे उठती थीं, और ताजे दलिये का नाश्ता बनाकर तैयार हो जाती थीं। रसोई में घुसने से पहले वे हमेशा नहा लिया करती थीं। वे मन्दिर नहीं जा पाती थीं, जो कि शादी से पहले वो रोज जाती थीं, लेकिन वे घर पर ही पूजा कर लिया करती थीं क्योंकि दादा जी ने उन्हें कभी भी मन्दिर जाने की इजाजत नहीं दी।

मुझे दलिया बिल्कुल भी अच्छा नहीं लगता था, लेकिन वो खाना सबके लिए जरूरी था क्योंकि मेरे दादाजी का सबके लिए यह हुक्म था। वे हमेशा लाल और संतरी रंग के कपड़े पहना करती थीं, क्योंकि मेरे दादाजी को वो रंग पसन्द थे। वे उस रंग की पगड़ी बांधा करते थे। सामने वाला बरामदा

वे रोज धोया करती थीं, चूंकि दादा जी रोज गीले बरामदे में से दुकान पर जाया करते थे। दादी को पानी बहुत दूर से भरना पड़ता था, लेकिन उन्होंने कभी हिम्मत नहीं हारी। दोपहर के खाने में मेरे दादा और चाचाओं/ताऊओं की पसन्द वाली बहुत-सी सब्जियां बनाई जाती थीं। मुझे याद है मैंने एक बार उनसे पूछा था, "आपको कौन-सी सब्जी पसन्द है।"

उन्होंने मेरी तरफ कठोर निगाह से देखते हुए जवाब दिया, "तुम्हारे कहने का मतलब क्या है? घर में जो कुछ बनता है, मुझे सब पसन्द है।" इस सवाल का ही उनके लिए कोई मतलब नहीं था। मैंने उन्हें, दादा जी से ***'हां' और 'कौन'*** *के अलावा कभी और कोई बात करते नहीं सुना,* ***'क्यों'*** *तो कभी नहीं सुना। बाद में मैंने उन्हें चाचियों/ताइयों/बुआ पर चिल्लाते जरूर सुना लेकिन दादा जी के सामने उनकी जुबान पर हमेशा मानो ताला ही लग जाता था।*

ऐसी महिलाओं का अस्तित्व आज भी है जो दूसरों के निर्देशों से प्यार करती हैं तथा ऐसी निर्भरता का आदर व कर्त्तव्य के सूचक के रूप में निर्वहन करती है।

चारों तरफ, बाहर और अंदर देखें। क्या आप अपने इर्द-गिर्द ऐसे किसी व्यक्ति को पाते हैं। जैसे ही इस पुस्तक को आप खोलेंगे - अपने भीतर भी एक ऐसी औरत को पाने की संभावना है।

अपने अंदर झांके।

दिमाग गहरी नींद में
(Mind in Slumber)

उनकी अपनी सोच हर काम के लिए सोई रहती है, क्योंकि वो जो कुछ भी करती हैं, वह बी.एस.एफ. ब्रिगेड के दिमाग से करती हैं। वे कभी भी इस बात की कोशिश नहीं करतीं कि उनके पास भी वैसी ही अच्छी सोच और 'वैल-इक्युब्ड ब्रेन' है। वे खुद तो कभी सोचती ही नहीं हैं, यहां तक सोचना भी नहीं चाहतीं।

सोलह की उम्र में छूटा स्कूल
भाई ने पाया
हुई थी मुझ से भूल
कविता की, सो सब कुछ गंवाया

बीस की उम्र में ब्याह रचा
पिता ने देखा
लड़के का सही दाम लगाया

इक्कीस में मां कहलाई
ईश्वर की देन थी
इसके बाद कभी उम्र ही नहीं गिनी
जो हुआ, सो ठीक हुआ
अब सारी जिम्मेदारी पति की थी

तृप्त महिलाओं का जीवन सरस नहीं पर सहज हैं जो पुरुषों द्वारा बनाई गई आचार संहिता (Code of conduct) पर आधारित है। औरत के लिए यह बिसात हमेशा आदमी ही बिछाता है।

औरत की दुश्मन औरत?

(The Patal Tyranny A Paradox)

इस तृप्त महिला में एक बदलाव आता है और उसका सोया हुआ दिमाग उस समय अचानक जाग जाता है, जब उसके सामने एक और "औरत" आ जाती है। वह अपनी जोर आज़माइश इसी नई "औरत" पर करती है। मां के रूप में वह अपनी बेटी को सही रास्ता दिखाने के लिए उस पर अंपना हुक्म चलाती है। कई बार बेटी मां के अधूरे सपने पूरे करने का साधन बन जाती है।

सास बनकर यह "औरत" अपनी बहू की जिन्दगी की लगाम अपने हाथों में ले लेती है। यह तृप्त महिला अपनी जिन्दगी में पुरुष के साथ तो उसकी नौकरानी की तरह रहती है लेकिन दूसरी औरत के साथ अत्याचारी बन जाती है।

यह बहुत दुःख की बात है। यह बहुत शोचनीय है। लेकिन ऐसा होता है और हो रहा है...

आनन्दित अस्तित्व

(Blissful Existence)

अज्ञान ही परमानन्द है (Ignorance is bliss)। यही वजह है कि ये महिलाएं आनंद से भरपूर अस्तित्व का मजा लेती हैं। न कोई मर्जी है न भ्रम। न कोई फैसला लेना है, न मानसिक श्रम। वे अपनी अज्ञानपूर्ण जिन्दगी का पूरा मजा लेती हैं और उन औरतों पर तरस खाती हैं जो सोचती हैं, फैसले लेती हैं और उन पर अमल करती हैं।

अपने आप से पूछिए

क्या आपके अन्दर इस तरह के लक्षण/गुण हैं?

अपने विचार लिखें।

भ्रमित महिलाएं

(Woman in A Web)

अधूरा ज्ञान हमेशा खतरनाक होता है। किसी के बारे में अधूरी जानकारी विनाशकारी होती है। ये वे महिलाएं होती हैं, जो मानती हैं कि उनके भीतर एक गहराई या कुआं है, लेकिन वे इस गहराई में गोता लगाने से डरती हैं। वे अपनी भूमिका बहुत अच्छी तरह से निभाती हैं। वे एक बेटी, पत्नी, मां और बहनों के रूप में बहुत अच्छी तरह काम करती हैं, लेकिन उनके भीतर कुछ अधूरापन होता है। वे मानती हैं कि कहीं-न-कहीं, कुछ-न-कुछ गलत तो जरूर है लेकिन यह क्या है; उसे पहचानने में उन्हें कुछ समय लगता है।

पिंज़रे में बन्द एक चिड़िया, आलीशान मकान में रहती थी। जब वह अपनी मीठी, सुन्दर आवाज में गाती थी, पूरा परिवार उसे बहुत प्यार करता था। वे उसे खाने के लिए बढ़िया से बढ़िया दाना और पीने को दूध देते थे। वह पिंज़रे में अपने पंख फड़फड़ाती थी और वे पिंजरे के आस-पास मौजूद सभी

लोगों को यह घटना बड़े गर्व के साथ दिखाते थे। चिड़िया को इसमें उनके प्यार का अहसास होता था और वह बहुत खुश होती थी।

एक दिन थकी हुई, छोटी-सी 'हमिंग बर्ड' आई और खिड़की पर बैठ गई। उसने मीठी तान लगाई और पिंजरे में बन्द चिड़िया ने सुनी। उन दोनों ने आपस में बात की और पिंजरे में बन्द चिड़िया उस छोटी-सी 'हमिंग बर्ड' के लिए बहुत दुःखी हुई। वह बोली, "मैं किस आराम के साथ यहां रहती हूं, और तुम चुग्गे की तलाश में मारी-मारी फिरती हो और छोटे से घोंसले में रहती हो।"

दोनों की दोस्ती हो गई और पिंजरे में बन्द चिड़िया, उससे फिर मिलने का इन्तजार करने लगी। उसने माना कि छोटी-सी 'उस' चिड़िया ने उससे ज्यादा सुरीली तान छेड़ी। थकी और उदास दिखने के बजाए वह छोटी-सी चिड़िया अपनी जिन्दगी से खुश थी। कुछ दिनों बाद, पिंजरे में बन्द चिड़िया को यह सब कुछ एक पहेली की तरह लगा। संघर्ष और मेहनत के बावजूद उसकी (छोटी चिड़िया) स्वतन्त्र चेतना ने मानो चिड़िया को झकझोर दिया और पिंजरे में बन्द चिड़िया बेचैन हो गई। देखते ही देखते, स्वादिष्ट दाना, सुरीली तान पर मिलने वाला प्यार सब बेमतलब लगने लगा। पिंजरे में बंद चिड़िया

मायाजाल में फंसी कोई महिला पिंजड़े में बन्द एक चिड़िया की तरह होती है, जिसके अन्दर बहुत-से सवाल उमड़ते रहते हैं लेकिन न तो उन्हें कभी जवाब मिलता है और न ही जवाब देने वाला कोई व्यक्ति मिलता है।

ने अपने अन्दर एक खालीपन-सा महसूस किया। उसे बेचैनी ने आ घेरा। वह महसूस करने लगी कि वह चिड़िया कम और काठ की चिड़िया ज्यादा है।

इस तरह की महिलाएं, पिंजरे में बन्द चिड़िया की तरह होती है। उनके अन्दर बहुत से सवाल उमड़ते रहते हैं लेकिन न तो उन्हें कभी जवाब मिलता है और न ही जवाब देने वाला कोई व्यक्ति मिलता है। उनकी सारी जिन्दगी अनिश्चितता के विचारों से ढकी रहती है।

"जब मैं कर्त्तव्य पूरा करने वाली बेटी, सहारा देने वाली बहन, प्यार करने वाली पत्नी होती हूं, तो मेरी तारीफ की जाती है, और इज्ज़त होती है। यह सब कुछ देखकर मुझे बहुत अच्छा लगता है लेकिन सिर्फ थोड़ी देर के लिए। जब मैं इनमें से कोई एक न होकर, सिर्फ एक औरत या व्यक्ति (individual) होती हूं-- तो मेरे पिता या मेरा भाई या पति कोई मुझे खास पसन्द नहीं करता। वे सोचते हैं कि मैं कोई मूर्ख हूं, जो हमेशा असंतुष्ट रहता है और हमेशा बदलाव चाहता है," मुझे 34 साल की किरण ने बताया था।

इस तरह की महिलाएं सपने देखने वाली होती हैं। ये महिलाएं किसी तरह का जोखिम नहीं उठाना चाहतीं। वे अपने लिए दुःखी हो लेना ही, सबसे अच्छा और सुरक्षित समझती हैं। कर्त्तव्यों के निर्वाहन को अपने जीवन का पीड़ादायक लक्ष्य मानती है।

इस तरह की महिलाएं सपने देखने वाली होती हैं। ये महिलाएं किसी तरह का जोखिम नहीं उठाना चाहतीं। वे अपने लिए दुःखी हो लेना ही, सबसे अच्छा और सुरक्षित समझती हैं। कर्त्तव्यों के निर्वाहन को अपने जीवन का पीड़ादायक लक्ष्य मानती है।

हां! एक बात और

"भ्रमित महिला"

अपने परिवार की हर बात मानती है और अपने लक्ष्य के रूप में सिर्फ शादी में विश्वास रखती है। उसे अपने घर में कोई विशेष महत्त्व नहीं मिलता पर फिर भी वह परिवार के सदस्यों पर निर्भर करती है।

वह आत्म अनुभूति (Self realisation) से बचने की कोशिश में लगी रहती है।

आइए इन भ्रमित महिलाओं के बारे में कुछ जानें।

पारिवारिक कारण
(The Family Factor)

इन लड़कियों और औरतों को पढ़ाई-लिखाई का पूरा मौका दिया जाता है, लेकिन उसके इस्तेमाल का अधिकार उन्हें नहीं दिया जाता है। उन्हें जरूरी 'डिग्रियां' लेने की पूरी इजाजत होती हैं, जो कि शादी-ब्याह के बाजार में "वैल-सैटल्ड" लड़का ढूंढ़ने के लिए पर्याप्त होती हैं।

साधना, एक गृहिणी जो कि अपनी बेटी के लिए एक कोर्स ढूंढ़ते हुए मेरे पास आई थीं, उन्होंने मुझे बताया, "स्कूल में मुझे बहुत अच्छे ग्रेड मिले। मुझे पढ़ाई-लिखाई बहुत अच्छी लगती थी और शायद इसलिए यह मेरे लिए इतना आसान हो गया था। जब मैंने "सैकेन्ड्री ऐग्जाम्स" में अपने 'डिस्ट्रिक्ट' में 'टॉप' किया, तो मेरे पिता जी ने 'मेरिट सर्टिफिकेट' लैमिनेट करा दिया और वह अब भी 'ड्राईंग रूम' में टंगा हुआ है।"

जब मैंने उनसे यह कहा कि मैं 'इन्जीनियरिंग' करना चाहती हूं और 'एन्ट्रैंस टैस्ट' के लिए तैयारी करना चाहती हूं, तो उन्होंने यह कहते हुए साफ मना कर दिया, "अब क्या हमारी लड़कियां नौकरी करेंगी?"

"जब भी कोई शादी का 'प्रपोजल' लेकर आता, तो उसे वह 'सर्टिफिकेट' बड़े गर्व के साथ दिखाया जाता था।"

परिवार वाले लड़की को एक अच्छी गृहणी के रूप में तैयार करते हैं, जो परिवार के हर सदस्य की देखभाल करने में बहुत सक्षम हो।

शादी - अंतहीन खुशी की आशा

(The 'Happily Ever After' Dosage)

लड़की हमेशा से ही हिन्दी फिल्मों के साथ-साथ `मिल्स एण्ड बून्स' किताबों की खुराक के साथ बड़ी होती है। उसे यह विश्वास दिलाया जाता है कि कहीं न कहीं उसके लिए एक लम्बा, सांवला और खूबसूरत (tall, dark & handsome) लड़का है, जो अचानक एक दिन आकर इसकी जिन्दगी बदल देगा। अपने माता-पिता के घर में वह प्यार का पोषण पाकर बड़ी होती है, क्योंकि वह एक अस्थायी निवास होता है, जिसमें आने वाले समय में पूरी तरह से किसी दूसरे परिवार पर निर्भर रहने की चेतावनी बिलकुल स्पष्ट होती है।

भ्रमित महिलाओं को "एक ओर सिर्फ एक चीज़" हासिल करने के लिए पढ़ाया-लिखाया और सजाया-संवारा जाता है, और वह है - शादी।

उसे जिन्दगी में **"एक और सिर्फ एक"** चीज़ हासिल करने के लिए पढ़ाया-लिखाया और सजाया- संवारा जाता है और वह है - **शादी।**

उसके सारे बचपन और किशोरावस्था में, उसे यौवन आने का इन्तजार करने के लिए तैयार किया जाता है और इसके बाद वही सब कुछ होता है, जो हर औरत के साथ होता है-न तो इसकी तैयारी करने की कोई जरूरत है और न ही बताने की। शादी उसके सपनों की चरम सीमा होती है। इस तरह के परिवार वाले मानते है कि उनकी बेटी की जिन्दगी, हिन्दी फिल्मों की तरह होती है, जो शादी के साथ खत्म होती है।

सारी जिन्दगी का जाल

(The Life-Long Web)

शादी का ख्वाब पूरा हो जाने के बाद इस तरह की महिलाएं, अपने चारों तरफ एक जाल पाती है। क्योंकि उसे सिर्फ शादी के लिए पढ़ाया-लिखाया, सजाया-संवारा जाता है, इसलिए उसे यह बिलकुल पता नहीं रहता कि आगे उसे क्या करना है। वह अपनी 'कर्त्तव्यपरायणता' दिखाते हुए घर-गृहस्थी के काम-काज में जुट जाती है। वह खुशी के साथ 'आदमी के पीछे की औरत' की भूमिका स्वीकार कर लेती है। संयुक्त परिवारों में वह मुस्कराते हुए बहु, *भाभी, चाची आदि* की भूमिका स्वीकार कर लेती है। "मैं कौन हूं?" "मैं क्या कर रही हूं?" जैसे सवाल उसे अक्सर तंग करते रहते हैं, लेकिन वह खुद ही उन्हें वापिस धकेल देती है।

इस सुरक्षित जाल के बाहर का जोख़िम उस औरत को इसी जाल में पड़े रहने के लिए बढ़ावा देता है क्योंकि इस तरह के जोख़िमों से निबटने के लिए उसने कभी तैयारी की ही नहीं।

जब बच्चे हो जाते हैं, भूमिकाएं भी बढ़ जाती हैं। बहुत-सी जिम्मेदारियां सामने आ खड़ी होती हैं। जैसे-जैसे संबंधों की तार बढ़ती जाती है, व्यक्ति विशेष को दबाते हुए स्वयं का अस्तित्व भी धुंधला होता चला जाता है।

उसका अर्ध-चेतना वाला दिमाग बताता है कि वह घुटन महसूस कर रही है। उसे याद दिलाता है कि वह खुशी से बहुत दूर है। वह मान भी लेती है कि वह सारी जिन्दगी इसी जाल में फंसी रहेगी लेकिन यह नहीं जानती कि इससे बचने के लिए उसे क्या करना चाहिए।

इस सुरक्षित जाल के बाहर का जोखिम इस औरत को इसी जाल में फंसे रहने के लिए बढ़ावा देता है क्योंकि इस तरह के जोखिमों से निबटने के लिए उसने कभी तैयारी की ही नहीं। वह इस जाल के बाहर जाने के बारे में सोचने तक का साहस नहीं कर सकती। इसलिए वह भ्रमित व ऊब चुकी हालत में भी वहीं रहती है।

महत्त्वहीन अस्तित्व (No Importance)

भ्रमित महिलाएं घर में काम करती हैं। घर चलाने के लिए वे हर तरह का काम करती हैं, जितना हो सकता है बच्चों का ध्यान रखती हैं। वह परिवार के हर सदस्य को सम्मान देती है, खासतौर पर पति को। लेकिन बदले में उसके प्रति ऐसा कुछ नहीं होता। हो सकता है, ऐसा आपके साथ भी होता हो। कई बार आप 'ड्राईंग रूम' में रखे 'आर्ट पीस' की तरह महसूस करती हो, बस फर्क इतना ही है कि वह पीस स्थिर रहता है।

क्या आपने आज तक, कभी भी इसकी वजह ढूंढने की कोशिश की है?

> *मुझे यह अन्तःदृष्टि अधेड़ उम्र की एक घरेलू नौकरानी, सुधा ने दी; "औरतें रोज़ खाना पकाती हैं। खाना, खाया जाता है। खत्म हो जाता है। औरतें घर साफ करती हैं। यह फिर से गन्दा हो जाता है। औरतें कपड़े धोती हैं। कपड़े पहने जाते हैं। उन्हें फिर से धोना पड़ता है। वे जो कुछ भी करती हैं, उसका इस्तेमाल किया जाता है और वह घूम-फिर कर वहीं आ जाता है।*
>
> *"सभी कामों का एक बड़ा हिस्सा औरतें ही करती हैं, इससे कोई फर्क नहीं पड़ता कि इसमें कितना समय लगता है और यह कितना थका देने वाला होता है या कि उसका कोई नतीजा निकलता है या नहीं। अंततः यह सब कुछ रोज़ 'जीरो' हो जाता है।"*

'यही वजह है कि औरत के द्वारा किए गए किसी भी काम को कोई महत्त्व नहीं दिया जाता।"

"सबसे बड़ी बात तो यह है कि खाना पकने में घंटों का समय लगता है। खत्म मिनटों में हो जाता है और इसकी अहमियत आमतौर पर कुछ मिनट के लिए ही रहती है।"

मेरे हिसाब से वह ठीक थी।

अगर आपको नाश्ता लगाने में देर हो गई, आप उनकी 'शर्ट' धोना भूल गई, अगर डाईनिंग टेबल पर धूल है तो थके हुए पति की प्रतिक्रिया भी तुरन्त होगी।

"तुम सारा दिन घर में क्या करती हो?" किसी दिन जान-बूझ कर ऐसा करिए और फिर देखिए।

हां! एक बात और

खाना पकाने, कपड़े धोने, झाड़ू-पोंछे, साफ़-सफाई जैसे ज्यादातर काम औरतें ही करती हैं, और इन कामों से कुछ स्थाई परिणाम नहीं मिलता है। इसी वजह से औरतों द्वारा किए गए काम को कोई महत्त्व नहीं दिया जाता।

ज़बर्दस्ती की निर्भरता

(Forced Dependence)

भ्रमित महिलाएं, सुनती हैं। वह अनुसरण (Follow) करती हैं। वह अपनी सोच को प्रकट नहीं करती हैं। वह किसी से जुड़े या किसी भी विषय के बारे में कोई फैसला नहीं करती। वह सिर्फ स्वीकार करती है यह सिर्फ़ पैसे से जुड़ी निर्भरता नहीं है, बल्कि वह हर चीज के लिए दूसरों पर निर्भर रहती है, चाहे वह कितनी ही व्यक्तिगत क्यों न हो।

यह दुःखद घटना मेरी एक दोस्त ने सुनाई थी। वह एक संयुक्त परिवार में रहती है। उसके पति और पति के बड़े भाई का परिवार एक साथ रहते हैं। 'उसने' मुझे बताया :

मायाजाल में फंसी महिलाएं नए कदम उठाने में सिर्फ आर्थिक निर्भरता के कारण ही असफ़ल नहीं होती, बल्कि उनका रवैया ही ऐसा होता है।

उस समय मेरा एक बेटा था और मेरी जेठानी की दो बेटियां थीं। वे तीसरी बार एक बच्चे को जन्म देने वाली थीं। इसी समय मैं भी गर्भवती हो गई। मेरी सास आने वाले समय को लेकर बहुत परेशान हो गई। वह सोचने लगीं कि हम दोनों के बिना घर का सारा काम-काज कैसे संभाला जाएगा। यह मुश्किल काम था और वह ठीक-ठाक चल रहे रोजमर्रा के काम-काज में किसी तरह की ना-नुकुर नहीं चाहती थीं। इसलिए उन्होंने मुझसे 'अबॉर्शन' (गर्भपात) कराने के लिए कह दिया। उनकी दलील थी : तुम दूसरा बच्चा बाद में कर लेना। इसमें कौन-सी बड़ी बात है।

भ्रमित महिलाएं अपनी सोच के अनुसार कदम उठाने में सिर्फ आर्थिक निर्भरता के कारण ही असफल नहीं होती, बल्कि उनका रवैया ही ऐसा होता है।

सब लोग (मेरे पति सहित) इस बात के लिए तुरन्त तैयार हो गए क्योंकि उन सबको यह बात आरामदायक लगी। किसी ने यह जानने की कोशिश नहीं की, कि मैं क्या चाहती थी। किसी ने इस बात पर 'चूं' तक नहीं की। यहां तक कि मैंने भी नहीं।

मैं 'अबोर्शन' कराने चली गई।

जब 'उसने' मुझे यह घटना सुनाई, सारी घटना उसकी आंखों के सामने जीवंत हो उठी। यहां तक कि दस साल बाद भी, 'उसे' इस बात का दुःख है कि वह उस समय कोई ठोस फैसला लेने का साहस क्यों नहीं कर पाई। यह जबर्दस्ती थोपी गई निर्भरता थी, जिसने उसे लाचार बना दिया, परिवार के हाथों में बंधक बना कर रख दिया। मेरी वह दोस्त काम कर रही थी, फिर भी वह कोई ठोस कदम नहीं उठा पाई। यह आर्थिक निर्भरता नहीं है, बल्कि यह एक तरह से रवैया, व्यवहार या आदत है।

स्वयं को जानने के अधूरे प्रयास

(Paroxysms of Self Realisation)

भ्रमित औरत अपने कर्त्तव्यों और अपने अन्दर की औरत के बीच झूलती रहती है। उसके विचार, शौक और इच्छाएं उसे अपनी तरफ बुलाते रहते हैं, जबकि उसके कर्त्तव्य और जिम्मेदारियां उसे जकड़े रहती हैं। कई बार वह बहुत उदासी और ऊबाऊपन महसूस करती है, और इसे सहती रहती है, कई बार वह अपने दिमाग की बात सुनती भी है और उसके अनुसार काम भी करती है। स्वाभाविक है कि यह किसी को रास

नहीं आता है। नतीजा यह होता है कि वह वापिस उसी पुराने ढर्रे पर आ जाती है।

मायाजाल में फंसी औरत अपने कर्त्तव्यों और अपने अन्दर की औरत के बीच ही झूलती रहती है।

पतला और छरहरा लम्बा बदन, बड़ी-बड़ी भूरी आंखें और एक मासूम-सी मुस्कान। मुझे उसका मीठा स्वभाव बहुत अच्छा लगा। उसकी नई-नई शादी हुई थी। उसका नाम सुनीता था। वह हमारी वर्कशॉप में भाग लेने वाली एक महिला की दोस्त थी और वह, 'उसे' मुझसे मिलवाने के लिए अपने साथ लाई थी। वह कहां से आई है, क्या करती है मैंने उससे ऐसी कुछ बातें पूछीं। उसने मुझे बताया कि हाल ही में उसने 'ग्रैजुएशन' पूरी की है और एक बिज़नेस फैमिली में उसकी शादी हुई है। उसने बहुत आसान-सा एक सवाल किया, "मैडम, क्या लड़की की शादी हो जाने के बाद 'आय लाईक', 'आय वान्ट टू' जैसे शब्दों का इस्तेमाल करना गलत है?"

मैंने पूछा, "कौन कहता है?"

"मेरी सास ने कहा। मेरे पति ने भी हां में हां मिलाई।" उसने कुछ खुलकर कहा।

"लेकिन क्यों?" मैंने फिर पूछा।

"जब मैंने कहा मुझे दोपहर को झपकी लेना पसन्द है या मैं टैक्सटाइल डिजाइनिंग में कोर्स करना चाहती हूं, तो मेरी सास ने ऐसा कहा था।" उसने मेरी तरफ भ्रमित निगाह रखते हुए कहा।

"तुम्हारे परिवार वाले तुम्हें आगे पढ़ाई नहीं करने देना चाहते।"

"शायद, मुझे अच्छी तरह से पता नहीं है। मेरी सास चाहती

हैं, मैं वही करूं जो वो कहती हैं। वो बहुत अच्छी हैं लेकिन मुझसे हमेशा यह करो, वह मत करो कहती रहती हैं। मेरा कमरा ऊपर है। लेकिन वो चाहती हैं कि मैं नीचे नहाऊं। वो मुझे नीचे बुला लेती हैं और अपने साथ बैठ कर टी.वी. देखने को कहती हैं। वो कहती हैं कि मैं दोपहर में आराम न करूं।"

"जब भी मैं अपने पति से कहती हूं कि कुछ करना चाहती हूं, मैं आगे पढ़ना चाहती हूं, वे मुझसे कहते हैं, पहले नए माहौल में 'ऐडजस्ट' हो जाओ।

"दो महीने हो चुके हैं और मैं अच्छी तरह से 'ऐडजस्ट' कर चुकी हूं और वे सभी प्यार भी करते हैं और चुपचाप मेरे ऊपर यह दबाव भी डालते हैं कि मैं जैसे वो चाहते हैं, वैसे जिऊं।"

मैंने उसे सलाह दी कि पहले वह खुद इस बात को विश्लेषित करे कि वह क्या करना चाहती है। मैंने उसे सलाह दी कि अगर वह अपने आप में खुश रहना चाहती है, तो वह जो कुछ भी करे पूरे दावे के साथ करे। लेकिन इस सारी बात ने मुझे सोचने के लिए मजबूर कर दिया।

परिवार के लोगों को खुश रखने के लिए, उनसे तारीफ पाने के लिए एक औरत को नासमझी भरी बातें भी माननी पड़ती हैं। शुरू में तो वे इस तरह की बातों को टालने की कोशिश करती हैं, लेकिन जब ये वाकई दुःखदायी होने लगती है, तो वे अपने दिल की आवाज सुनती हैं, लेकिन इस फंदे से बाहर पैर नहीं निकाल पाती!

सुनीता के सवाल जिन्दगी या मौत से जुड़े नहीं थे, लेकिन वे हर आने वाले दिन के लिए एक स्वस्थ जीवन से जरूर जुड़े थे।

हमांरी सामाजिक व्यवस्था औरत को इसी चीज़ से अछूता रखती है।

स्वयं को जानने के ये नगण्य से प्रयास किसी तरह की मदद नहीं कर सकते। वे सिर्फ दिमाग़ी पेचीदगी और लाचारी को ही बढ़ाते हैं।

अपनी अनिश्चय में रहने की आदत की वजह से ऐसी महिलाओं को चुपचाप बहुत कुछ सहना पड़ता है। वे महसूस करती हैं, उन्हें अपने भीतर की गहराई में उतरना चाहिए। वहां लगी नाव में बैठकर खुद को खोजना चाहिए। लेकिन उसके परिणामों से डरती है। उसे डर लगा रहता है, इसकी वजह से दिमागी बदलाव भी पैदा हो सकते हैं। इस तरह वे कुएं में जाती तो हैं, लेकिन जल्दी ही सतही अस्तित्व (Superficial Existence) पर वापिस आ जाती हैं।

हमें इसका गलत मतलब नहीं निकालना चाहिए कि आमतौर पर गृहणियां ही इस तरह के मायाजाल में फंसी होती हैं। बहुत-सी घरेलू औरतें मजबूत दावेदारी और सशक्त सोच रखने वाली होती हैं। इसी तरह बहुत-सी कामकाजी महिलाएं भी इस मायाजाल में फंसी पाई जा सकती हैं। यहां तक कि बहुत-सी कामकाजी महिलाएं तो आर्थिक रूप से भी आजाद नहीं होतीं, वे पैसा तो जरूर कमाती हैं लेकिन उसे किस तरह खर्च किया जाए, वे इस बात का फैसला नहीं ले सकतीं। कुछ आर्थिक दृष्टि से तो आजाद होती हैं लेकिन इतना होना ही काफी नहीं है। वे भावनात्मक रूप से भी निर्भर हैं।

अपने आप से पूछिए

क्या आपके अन्दर इस तरह के लक्षण/गुण हैं?

अपने विचार लिखें।

आश्वस्त महिलाएं

(Woman With A Well Within)

समय बदल चुका है। परिवेश बदल चुका है। रिश्ते-नाते बदल चुके हैं, यहां तक कि `वह' (She/औरत) भी बदल चुकी है। लेकिन क्या वह बदली है? हम सब आधुनिक महिला/नारी के बारे में बात करते हैं, ऐसी औरत जो सोचती है, अपनी सोच सामने रखती है, विद्रोह करती है, फैसले करती है और अपने लक्ष्यों का पोषण करती है।

यहीं लाती है बदलाव
कराती है महत्वाकांक्षा का आभास
यह नारी ही पूर्वानुमानों को धताती है
यहं नारी ही हमारी कल्पना पकड़ बैठी है

हां! एक बात और

ये महिलाएं

(FLOWERS)

की तरह होती हैं।

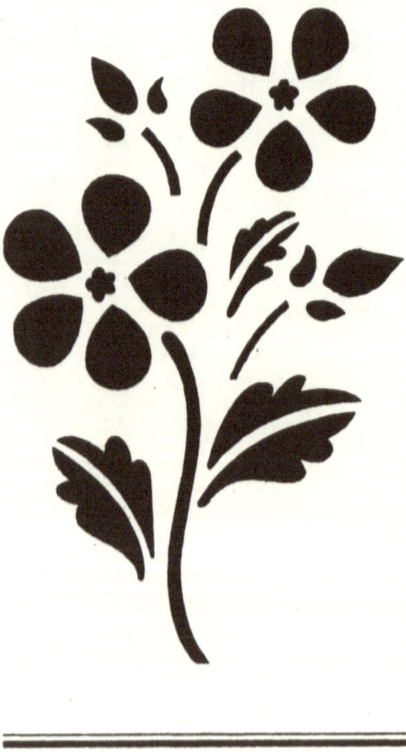

Freedom to

Love

Oppose

Wish

Evolve

Relax to be

Self

प्यार करने की आजादी

(Feedom to Love)

आमतौर पर इस तरह की नई नारी 'आत्म-विशिष्टता' (self worth) से भरे माहौल में बड़ी होती है। वह स्वयं का सम्मान करती है और अपनी कद्र की चेतना के साथ बड़ी होती है। वह अपने साथ-साथ दूसरों से भी प्यार करती है। उसे, खुद को महत्त्व देने के लिए किसी की इजाजत लेने की जरूरत नहीं पड़ती। उसे अपने सपनों से प्यार होता है, वह अपनी महत्वाकांक्षाओं से प्यार करती है। वह जानती है कि जब तक वह खुद से प्यार नहीं करेगी, अपना कोई भी सपना पूरा नहीं कर सकती। यह नारी यह बात अच्छी तरह से जानती है कि जब तक वह हवा के रुख़ के खिलाफ नहीं जाती उसे अपने लिए जगह बनाने के लिए संघर्ष करते रहना होगा।

वह स्वयं का सम्मान करती है और अपनी कद्र की चेतना के साथ बड़ी होती है। वह अपने साथ-साथ दूसरों से भी प्यार करती है।

संत कन्फ्यूशियस, जिन्हें दुनिया का महानतम विद्वान माना जाता है, मानते थे कि औरत के अन्दर आत्मा ही नहीं होती, वह सिर्फ एक शरीर होती है। इसलिए चीन में हजारों साल तक यह मान्यता थी कि अगर कोई अपनी पत्नी की हत्या कर देता था, तो उसे अपराधी नहीं माना जाता था। यह कुछ इसी तरह था कि आप अपनी ही कुर्सी, फर्नीचर या कीमती चीज को नुकसान पहुंचा रहे हों। यह आपकी है, इस पर आपका अधिकार है, जैसे कि औरत आपकी* है।

आज, जरूरी नहीं है कि आप उसकी हत्या करने के बाद बच जाएं,

* अ न्यू विज़न ऑफ वूमन्स लिब्रेशन - ओशो।

लेकिन आप आज भी उस पर अधिकार जमा सकते हैं। यह दुर्लभ नई नारी जानती है कि वह सिर्फ अपने ही अधिकार में रहती है। इसी वजह से वह अपने-आप से प्यार करती है और अपने ऊपर गर्व करती है।

विरोध करने की आजादी

(Freedom to Oppose)

जब कोई व्यक्ति किसी से असहमत होता है, तो यह किसी को अच्छा नहीं लगता। अगर असहमति या विरोध जताने वाली कोई महिला हो, तब तो ओले पड़ने जैसा हो जाता है।

आमतौर पर महिलाएं विरोध करती ही नहीं है, क्योंकि विरोध करने से लय-ताल बिगड़ती है और कड़वाहट पैदा होती है। झगड़ों, अख्खड़पन जैसी चीजों में महिलाएं बेचैनी महसूस करती हैं। बेचैन कर देने वाली परिस्थितियों से वे आमतौर पर परहेज करती हैं। इसलिए वे- परिवार, दोस्तों और अजनबियों सभी का विरोध करने से दूर ही रहती हैं। उनके लिए उतार-चढ़ाव और दूसरों की निंदा झेलने से कहीं बेहतर बिना किसी मतलब की जिन्दगी बिताना होता है।

इस नई औरत में, जो अपनी सोच की सुनती है, विरोध करने की एक सहज प्रवृत्ति होती है। जहां वह खुद को शोषित या वंचित महसूस करती है तो उसमें सामना करने की ताकत होती है, उसे पता है `नहीं' कब कहना है।

इस नई नारी में, जो अपनी सोच की सुनती है, विरोध करने की एक सहज प्रवृत्ति होती है। जब वह खुद को शोषित या वंचित महसूस करती है, तो उसमें सामना करने की ताकत होती है, उसे पता है **`नहीं'** कब कहना है।

हां! एक बात और

महिलाओं में लड़ने की सहज प्रवृत्ति (war instinct) नहीं होती है।
शोरशराबे के खिलाफ आमतौर पर वे खामोशी चुनती हैं, हमले के खिलाफ उसे सहना चुनती हैं।
इसी वजह से बुरा-भला कहने और शोषण के लिए वो बहुत आसान शिकार होती हैं।

अपने पूरे 'करियर' के दौरान किरण बेदी अपने 'सीनियर्स' के साथ विरोधाभासों में घिरी रहीं क्योंकि उनमें साहस है, अपने विश्वास के लिए वे साहस के साथ खड़ी हो सकती हैं, क्योंकि वे सुस्ती के खिलाफ कड़ाई के साथ लड़ती हैं और उनमें कभी भी समझौता न करने वाला व्यक्तिगत समर्पण है। इन सब गुणों के कारण उन्हें - 'ट्रबलमेकर' (दिक्कतें पैदा करने वाली) के रूप में देखा जाता था और एक से दूसरी 'पोस्टिंग' पर 'ट्रांसफर' किया जाता रहा। उन्होंने सारे मौजूदा 'सिस्टम' का विरोध किया और वो जहां भी गईं, उन्होंने रेगिस्तान में भी फूल खिला दिए। तिहाड़ जेल की मुखिया रहते हुए उन्होंने इन 'नरक के द्वार' को एक 'आश्रम' में बदल दिया। एक ऐसी जगह में बदल दिया जहां कई तरह की शिक्षा दी जाने लगी, जहां मूलभूत परिवर्तन किए जाने लगे और कैदियों में विरोध के बावजूद इंसानी गरिमा और रचनात्मकता लौटने लगी।

वो जितनी गंभीर विरोधाभासी परिस्थितियों का सामना करती थीं, उनमें उतनी ही वचनबद्धता आ जाती।

ये आश्वस्त महिलाएं हर तरह की शंकाओं को अपने दिमाग से दूर रखती हैं। वे अपने लक्ष्य प्राप्त करने के लिए 'प्लैटिनम' जैसी मजबूती के साथ आगे की ओर देखती हैं। वे अपने रास्ते पर एक सोच वाले समर्पण के साथ आगे बढ़ती हैं। वे गैरजरूरी 'ट्रबलमेकर्स' से बचती हैं। जो उनके साहस को कम करते हैं या उन्हें उदास करते हैं, वो उन लोगों को तब तक नजरअंदाज करती रहती हैं, जब तक वे सीधे-सीधे उनके प्रयास में आड़े नहीं आते। वे 'पेकिडर्म' (मोटी चमड़ी वाला) बनने के लिए जी-तोड़ मेहनत करती हैं। लेकिन अगर उनकी कोशिशों को कोई खतरा पैदा किया जाता है या उनकी इच्छाओं के रास्ते में रुकावटें खड़ी की जाती हैं, तो वे उन लोगों के सामने दृढ़ता से खड़ी होती है।

तनी हुई भृकुटियों और बल पड़ी पेशानियों की परवाह न कर 'विद्या दुग्ले' ने वह कर दिखाया जो पहले किसी नारी ने नहीं किया-वह पुरोहित बनीं।

'बेलगाम' में छोटी-सी बच्ची के रूप में वह अपने पुरोहित पिता को लड़कों के समूह को मंत्र और शास्त्र सिखाते देखा करती थी। लेकिन उन्होंने कक्षा में बैठने के लिए विद्या को-कभी प्रोत्साहित नहीं किया।

शादी के बाद वह अपने गुरु श्री विनायक राणे से मिली, असल में उन्होंने ही परम्पराओं की चौखट लांघी और उस महिला को 'पुरोहित' के रूप में सजाने-संवारने की प्रक्रिया शुरू कर दी। उन्होंने समाज के ताने झेले और सवालों भरी आंखों का सामना किया लेकिन अपनी बात पर अटल रहे। अब विद्या विवाह समारोह, यज्ञोपवीत संस्कार और तरह-तरह की पूजाएं संपन्न कराती हैं।

"हालांकि पुरुषों ने अपने रवैये से रोकने की बहुत कोशिश की, मैंने सारा ध्यान अपने काम पर लगाए रखा। लोगों ने इस बात को महसूस किया कि जिन महिलाओं ने सभी के विरोध का बहादुरी के साथ सामना किया और 'पुरोहित' बनीं वे भगवान के प्रति अपने कर्त्तव्यों के लिए अधिक समर्पित हैं न कि पैसे के लिए पुरोहित बनी है।" यह इस बहादुर पुरोहित का कहना है।*

*** फेमिना एनिवर्सरी ईश्यू, 2003।**

इच्छा रखने की आज़ादी

(Freedom to Wish)

यह दुर्लभ नारी शादी के मंडप में बजने वाली शहनाई की गूंज के सहारे नहीं पनपती। उसके लिए, अपनी आंखों में संजोए गए सपनों का कुछ मूल्य होता है। उसके पास वह दिमाग होता है, जिसका इस्तेमाल वह अपने सपनों को सच करने के लिए करती है।

ज्यादातर लड़कियों की कोई इच्छा ही नहीं होती, वे अपने माता-पिता द्वारा बताई गई बातों का सिर्फ अनुसरण करती हैं। अगर उनकी कोई इच्छा होती भी है तो वे डर और अपराध बोध की वजह से बताने की हिम्मत नहीं करती। अगर वे अपनी इच्छाएं सामने रखती भी हैं, तो मुश्किल से उन्हें मौका मिलता है कि वो अपनी इच्छाओं को पूरा कर सकें क्योंकि उनमें किसी का विरोध करने या डटे रहने का साहस नहीं होता।

यह नई नारी अपनी सोच एकदम स्पष्ट रखती है। उसकी इच्छाएं ही, उसकी प्राथमिकता होती है। उसकी महत्वाकांक्षाएं, उसकी जिन्दगी होती है।

यह नई नारी अपनी सोच को एकदम स्पष्ट रखती है। उसकी इच्छाएं ही, उसकी प्राथमिकता होती है। उसकी महत्वाकांक्षाएं, उसकी जिन्दगी होती है। वह दृढ़निश्चय के साथ आगे बढ़ती है। वह पूरे ध्यान और एकाग्रता के साथ अपनी महत्वाकांक्षाओं का पोषण करती है। वह एक परिवार बनाने की कामना करती है, परिवार बनाती भी है और सब को गर्व का अनुभव कराती है। वह कामना करती है कि परिवार उस पर गर्व करे और उसकी उपलब्धियों को स्वीकार करें। लेकिन वह, ये इच्छा

भी रख सकती है कि बिना शादी के अपनी जिन्दगी बिताए और इस पर कोई मुद्दा भी नहीं बनाए।

स्टार न्यूज़ की अध्यक्ष, रवीना राज कोहली ने एक 'स्पीच' में अपनी मां के बारे में कहा :

*"मेरी मां हमेशा मुझसे बाहर जाकर, अपने लिए काम करने के लिए कहती थी और अपनी जिन्दगी जीने के लिए कहती थी और वो हर तरह से मेरा बचाव करती थीं। लोग उनसे पूछते थे, 'बेटी सैटल कब होगी?' वो कहती थीं, 'वह सैटल्ड है।' श्रीमती कोहली के मुताबिक, जो कि आज 'मीडिया इंडस्ट्री' में अपने आपमें एक नाम है, ज्यादातर भारतीय महिलाएं अपनी मर्जी से 'टॉप' पर चढ़ने का फैसला ही नहीं करतीं। जो ऐसा करने में कामयाब होती हैं, वो इसलिए कि वे ऐसा चाहती थीं।"**

जब कोई महिला अपने दिमाग में आई इच्छाओं पर ध्यान देती हैं, वह उन्हें पूरा करने की भरसक कोशिश करती है। आमतौर पर औरत अपनी इच्छाओं को समुद्र में उठती लहरों की तरह देखती है। वह इन लहरों के अपने तक पंहुंचने से डरती है, उन लहरों में दब जाने से डरती है और उनके बीच डूब जाने से डरती है। वह अपनी इच्छाओं की लहरों को सुरक्षित दूरी से देखती रहती है, ताकि उस पर कोई असर न पड़ें।

अगर वह अपनी इच्छाओं की लहरों को अपने तक आने देगी, तो वह वहां से हट नहीं सकती। तब उसे, अपनी इच्छाएं पूरी करने के लिए समुद्र में जाना पड़ेगा। और सारी उथल-पुथल का मजा लेना होगा।

विशाखापट्टनम की वी.एन. छाया ने एक सरकारी ऑफिस में 'ट्रांसलेटर' (अनुवादक) का काम किया, लेकिन असल में वह एक 'बिजनेसवूमैन' बनना चाहती थीं। हालांकि उसके माता-पिता मानते कि ऐसा हो जाने पर उसकी शादी नहीं

---

*बिज़नेस टुडे, 5 जनवरी 2003

होगी और उससे 'टीचिंग' जैसे कोई सीधा-सादा काम करने को कहते थे।

लेकिन छाया के 'प्लान' कुछ और ही थे। 'इंडस्ट्रियल एग्ज़ीबीशन' में एक 'विज़िट' ने उसकी सारी जिन्दगी बदल दी। 'डिस्प्ले' में रखे 'इन्डस्ट्रियल ग्लोव्स (gloves)' ने उसका ध्यान अपनी तरफ खींचा।

*इसके बाद जल्दी ही, वह राष्ट्रीय इस्पात निगम लिमिटेड के 'सेफ्टी सुपरिंटेंडेंट' एस.सरन से मिली, जिन्होंने उसे प्रेरित किया। उसने अकेले ही सब कुछ समझ लिया कि वह इस 'प्रोडक्ट' के लिए क्या कर सकती थी। पैसे जुटाना उसके लिए बहुत मुश्किल काम था और यह तभी हो सका, जब उसने अपने सोने के गहने एक बैंक के पास गिरवी रखे और शुरुआत की। आखिरकार मार्च, 1992 में छाया ने सात मशीनों और सात औरतों के साथ RINL के लिए 10,000 'ग्लोव्स' का पहला 'ऑर्डर' तैयार किया। आज वह शादीशुदा होने के साथ-साथ खुश है और उसकी एक बेटी भी है। उसका कहना है, "न सिर्फ मैं अपना बिज़नेस चलाने में खुशी महसूस करती हूं, बल्कि मेरे पति, सास-ससुर और माता-पिता भी मुझ पर गर्व करते हैं।"**

विकसित होने की आजादी
(Freedom to Err)

शाम को शर्मा 'फैमिली' एक मित्र के घर घूमने गई। उनकी छः साल की बेटी और आठ साल के बेटे को शाम को घूमना अच्छा लगता था। मिस्टर शर्मा, उन्हें अपने एक दोस्त के घर ले गए, जिसकी दो साल की एक बेटी थी। बच्चे आपस में

*रीडर्स डाईजेस्ट, फन्टास्टिक फैम्स, नवम्बर, 2001।

खेलने लगे और उन्हें बहुत मजा आया। छोटी बच्ची के पास हवा भरने वाली (इन्फेलेटेबल) कुर्सी थी। मिस्टर शर्मा के बेटे ने चुपके से उसमें 'सेफ्टी पिन' चुभा दी। मिसेज शर्मा ने उसे देखा लेकिन वो चुप रहीं, क्योंकि नुकसान तो हो चुका था। घर वापिस चलने से पहले 'बॉय' करते समय बेटी ने एक बिस्किट उठाया और चट कर गई।

मिस्टर शर्मा बहुत नाराज हुए। बेटी की डांट-फटकार शुरू हो गई। 'नो मैनर्स। मैं... ने तुमसे सैकड़ों बार कहा कि हर चीज़ मत खाया करो। उठते वक्त तुमने बिस्किट क्यों उठाया? अगली बार ध्यान रखना, नहीं तो मैं तुम्हें कहीं नहीं ले जाऊंगा।'

अब बेटे की बारी थी।

'तुम इतने 'क्यूरियस' (उत्सुक) हो, लेकिन तुम्हें ध्यान तो रखना चाहिए न। क़म से कम पहले यह तो पूछ लेते, कुर्सी में पिन चुभाने के बाद क्या होगा? अब धीरे-धीरे उसकी हवा कम हो जाएगी।'

किसकी गलती ज्यादा बड़ी थी? उस छोटी-सी बच्ची की जो जीभ पर आए स्वाद या लालच को नहीं रोक पाई या उस लड़के की जो आठ साल की उम्र में यह जरूर जानता होगा कि किसी हवा से भरी चीज में सुई चुभाने से वह खराब हो जाएगी (अगर नहीं तो उसे सुई चुभाने के लिए किस चीज ने उकसाया)?

लड़की से यह उम्मीद नहीं की जाती कि वह गलती करे। यहां तक कि उसे माफी की हकदार भी नहीं समझा जाता। मैंने अपनी 'आंटी' को यह बात कहते, कई बार सुना है, 'लड़की की इज्ज़त शीशे के बर्तन की तरह होती है। एक बार चटक जाए तो फिर किसी काम की नहीं रह जाती।'

मुझे बहुत हैरानी होती है कि 'एक औरत की इज्ज़त' इतनी कमजोर कैसे हो सकती है। उसके लिए इतनी बड़ी नुकसानदायक

चीज का किसे हक है जो उसे उसकी एक गलती पर 'चरित्रहीन' घोषित कर दे या हमेशा के लिए अपमानित करे? नई नारी अपनी गरिमा या प्रतिष्ठा को बढ़ा या घटा कर देखने का अधिकार किसी को नहीं देती।

गलतियां उससे भी होती हैं और वह उनका परिणाम भी भुगतती है, लेकिन वह इस बात को बिलकुल नहीं मानती कि उसके बारे में कोई और व्यक्ति फैसला करें। वह अपनी गलती मानती है और आगे बढ़ती रहती है। वह इस बात का इन्तजार करने के लिए वहां खड़ी नहीं रहती, कि उसके गले में कोई 'चरित्रहीन' की तख्ती लटका दे। वह इस तरह की जल्द होने वाली प्रक्रियाओं से परे है। ये उसे कमजोर करने की बजाए और मजबूत करती हैं।

गलतियां उससे भी होती हैं, और वह उनका परिणाम भी भुगतती है, लेकिन वह इस बात को बिलकुल नहीं मानती कि उसके बारे में कोई और व्यक्ति फैसला करें।

वह एक अभिनेत्री, लेखिका, फोटोग्राफर, पेंटर एक ही औरत में कई भूमिकाएं रखती हैं। एक ऐसी औरत जो अपनी जिन्दगी अपने असूलों और शर्तों पर जीती हैं। उन्हें खानाबदोशों (जिप्सी) की तरह जब चाहे लेह की यात्रा शुरू कर देना बहुत अच्छा लगता है।

जब वह अपना कॉलेज अमरीका में पूरा करके भारत वापिस आई, तो सीधी-सादी, रोजमर्रा की जिन्दगी से जुड़ी फिल्मों में काम किया। उन्होंने खुद को 'एक्सप्रेस' (अभिव्यक्त) करना कभी नहीं छोड़ा। कविता करना, सीरियलों का निर्देशन करना, ट्रैवलिंग, पूरा मन लगाकर पेंटिंग करना यहां तक कि लैंडस्केप और सैल्फ-पोट्रेट' की प्रदर्शनी तक लगाई।

उन्होंने यह सब कुछ किया। वो हैं, दीप्ती नवल।

हाल ही में दिए गए इंटरव्यू में उन्होंने कहा, "मैंने कभी भी किसी के बारे में नैगेटिव फील नहीं किया, यहां तक कि उस समय भी जब प्रकाश के साथ मेरी पहली शादी सफल नहीं हुई या और चाहे कुछ भी हो। मैं कभी भी थक कर, बैठना नहीं चाहती थी।"

आराम करने की आज़ादी

(Freedom to Relax)

आराम करने के लिए यह जरूरी नहीं है कि सुबह का कामकाज खत्म करके सोया जाए। तरोताज़ा होने का यह मतलब नहीं है कि रोज दिन खत्म होने पर टी.वी कार्यक्रमों की एक लंबी खेप को गले उतारा जाए। आराम करने का मतलब है ठीक से बिताए गए एक दिन के बाद कुछ समय निकालना, जिसकी कोई कीमत हो। इस समय को वह व्यक्ति इस तरह से बिता सके, जैसे वह बिताना चाहता है। उसे यह महसूस करने की आजादी हो कि सारे दिन की मेहनत या चुनौतियों को पूरा करने के बाद वह इन कुछ मिनटों को अपने हिसाब से बिता सकता है।

मैं उन हजारों महिलाओं को जानती हूं जो सारे दिन हाथ-पैर मारती रहती है और रोज उसी अनुपात में आराम भी करती हैं। ऐसा करने से उनका हर दिन `बैलेंस' हो जाता है और जिन्दगी के सफर में इसे हर एक दिन का हिस्सा बना देता है।

ऐसी महिलाएं भी हैं, जो हर रोज बहुत मेहनत करती है और उन्हें आराम नहीं मिल पाता। इससे दिमाग और शरीर के बीच एक असंतुलन पैदा हो जाता है। शारीरिक काम-काज उन्हें थका डालता है। दिमागी कसरत के लिए न तो उनके पास समय होता है और न ही वे ऐसा करना चाहती हैं।

*** Sunday Times of India, 2nd Feb., 2003**

वो अपनी इस 'लाईफ स्टाईल' की वजह से सही आराम कर ही नहीं सकतीं।

एक संयुक्त परिवार में गृहणी के पास कुछ न कुछ काम लगा ही रहता है और उसकी बाजुएं ऊपर चढ़ी रहती हैं। मैं ऐसी बहुत-सी गृहणियों से मिली हूं, जो घरेलू होते हुए भी मुझसे कहीं ज्यादा काम करती हैं; जबकि मैं 'वर्किंग वूमैन' (कामकाजी महिला) हूं।

मैं मानती हूं।

वे कमरतोड़ मेहनत करती हैं, मैं काम करती हूं।

उनका शरीर बहुत काम करता है, मेरा दिमाग ज्यादा काम करता है।

वे काम करती हैं, मैं काम में खुशी पाती हूं।

मुझे खुशी इसलिए मिलती है कि मैं वो करती हूं, जो करना चाहती हूं। आश्वस्त औरत 'सुखद समय' को खजाने की तरह संजो कर रखती है। यह समय सुबह दस मिनट 'मैडिटेशन' (ध्यान) के लिए हो सकता है। दफ्तर से घर वापिस आते समय एक छोटी झपकी (अगर आप 'ड्राइविंग सीट' पर नहीं हैं तो), गरम पानी का 'शावर' या रात को स्वयं के साथ कुछ मिनट, कुछ भी हो सकता है। एक आश्वस्त 'नारी का दिमाग और शरीर चुनौतियों से उबरकर, 'डैडलाईन' पूरी कर, 'कॉम्पलीमेन्ट' का आनन्द लेकर, तारीफ कर संतुष्टि पाता है।

उनका दिमाग और शरीर चुनौतियों से उबरने, 'डैडलाइन' पूरी करने, 'कॉम्पलीमेंट' का आनंद लेने, तारीफ पाने के लिए ठीक रहते हैं।

अगर हम आजकल के 'ऐड्स' (विज्ञापन) देखें, तो इनमें मांओं की एक नई 'ब्रीड' (जाति) पाते हैं। वे दुबली-पतली, खुशनुमा और दिखने में जवान होती हैं। वे बाहर काम करने के साथ-साथ घरेलू कामकाज भी करती हैं। लालिता जी (सर्फ 'एड' की मॉम) से लेकर व्हर्लपूल तक

की `मॉम' में बदलाव देखिए, अब मॉम `कैप्रीज़' पहनती है और हंसी मजाक करती है।

"असल में ये नई `मॉम' (मां) ही बिना कोई गलती महसूस किए अपने ऊपर पैसा और समय खर्च कर रही है।" यह कहना है, जे. वॉल्टर थॉमसन की एक्सीक्यूटिव क्रिएटिव डायरेक्टर इंडिया, सैयदा इमाम का।

इन औरतों की `प्रियॉरिटी' (प्राथमिकता) खुश रहना और आरामदायक (कम्फर्टेबल) महसूस करना होती है। अगर वे किसी एक `करियर' को सही तरह से मजेदार या उत्सुकता से भरा नहीं मानती, तो उसे तुरन्त बदल देने की हिम्मत रखती हैं। वे जिस काम से प्यार करती हैं, वही करती हैं। काम उनके लिए कोई बोझ नहीं है, यह उन्हें शांत होने और रिलैक्स करने में मदद करता है।

आदिती गोवित्रिकर, `मैडिकल प्रोफेशन' छोड़कर मॉडलिंग में आ सकती हैं, `एक्टिंग' के लिए तारा शर्मा लन्दन में एन्डरसन कन्सल्टिंग की आकर्षक `पोजीशन' छोड़ सकती है और अरुन्धति रॉय आर्किटेक्ट से लेखिका बन सकती हैं।

अपना अस्तित्व रखने की आजादी

(Freedom to be Self)

भारतीय नारी बहुत-सी भूमिकाएं निभाने में ही फंस कर रह जाती हैं और वह खुद इन भूमिकाओं में डूब जाती है। वह अपने आपको ही भूल जाती है, क्योंकि वह शायद ही अपने व्यक्तित्व (personality) की झलक स्वयं देखती हो।

अपने व्यवहार का मूल्यांकन करना उसके लिए बहुत मुश्किल होता है, अपने-आप को पहचानना बहुत मुश्किल होता है क्योंकि अपने आपको आमतौर पर वह कभी भी महत्त्व नहीं देती।

लेकिन यह नई औरत, जो **अपने ही अन्दर** संतुष्टि से जीती है, अपने आप में संपूर्ण (Self contained) है।

वह **अपने आप में दृढ़** (Self assured) निश्चित है। वह अपनी कमजोरियों और डर से उबर चुकी है। अपनी क्षमताओं, योग्यताओं और विचारों के प्रति विश्वास रखते हुए आगे बढ़ चुकी है।

उसका **अपने ऊपर पूरा अधिकार** (Self possessed) है। उसका अपनी भावनाओं (emotions) के ऊपर पूरा नियंत्रण है।

वह अपना **परिप्रेक्ष्य** न तो छोड़ती है और न ही किसी को छीनने देती है। वह शान्त और पूरी तरह से विश्वस्त है। वह खुद शुरुआत करने वाली है। अब उसे अपनी जिन्दगी में किसी प्रेरणा या सहारे की जरूरत नहीं है। उसकी अपनी प्रेरणा ही, उसे हमेशा गतिमान रखती है।

किसी हद तक वह अपनी इच्छाएं (Self willed) रखती है। वह दृढ़ निश्चित है लेकिन सिर्फ अपने लिए चाहत रखने वाली नहीं है।

वह एक स्वाभाविक (natural) नारी है। वह एक ऐसी महिला है, जो वही कहती, वही सोचती है और वही करती है जो कहती है।

65 वर्षीय जेल्मा लजॉरेस, सारी दुनिया में नजरअंदाज योग्य अयोग्यता दूर करने के उद्देश्य से काम कर रहे 'इम्पैक्ट' की सी.ई.ओ. हैं। दुनिया के पहले रेल अस्पताल-द लाईफ लाईन एक्सप्रैस, के पीछे की सारी ताकत वही हैं। लोगों को आंखों की रोशनी लौटाकर बेहतरीन फैकल्टी और लोगों को उनके पैरों पर चला कर यह अस्पताल सारे देश के गांव-गांव में हजारों- लाखों लोगों के दिलों में अपने लिए एक जगह बना चुका है।

सोलह साल की उम्र में उन्होंने अपने प्रेमी एडवर्ड से शादी की, जो उनसे तेईस साल बड़े थे। 'साईंस से लेकर सिंफनी' तक हर चीज के बारे में उनकी गहरी जानकारी को देखकर मुझे उनसे प्यार हो गया।

"बदकिस्मती थी कि डॉक्टरों ने बताया कि उन्हें कोई 'पल्मनरी डिसऑर्डर' था और उनकी जिन्दगी के सिर्फ छः महीने बचे थे। लेकिन, तभी मैंने उनसे शादी की और वो मेरे साथ

चौंतीस साल तक रहे।" वे चुपचाप बताती हैं।

उन्होंने (जेल्मा) वौल्टास के साथ काम किया है जहां उन्हें IMPACT के साथ काम करने का मौका मिला, जिसने समाज सेवा को उनकी जिन्दगी के लिए इतना अहम बना दिया। जेल्मा के समर्पण का अन्दाजा इसी बात से लगाया जा सकता है कि उड़ीसा के एक गांव में गणेश उत्सव में गांव वालों ने लाईफ लाईन एक्सप्रैस की नकल बनाई और उसे गणेश प्रतिमा के साथ विसर्जित किया।

*वे एक ऐसी महिला हैं, जिन्होंने बिना किसी डर के अपने दिल की आवाज सुनी और लोगों को जीने की एक वज़ह दी।**

इस तरह, ये आश्वस्त महिलाएं, फूलों की तरह खिले रहने, मुस्कराते रहने में विश्वास रखती हैं। वे अपनी जिन्दगी को खुशनुमा बना लेती हैं और अपना मूल्य पहचानती हैं।

महिलाओं की ये तीन श्रेणियां मिलकर भारतीय नारी का एक सजीव चित्रण प्रस्तुत करती हैं, जिसमें उसकी शक्ति, रवैये और व्यवहार के सभी रंग दिखाई देते हैं। ये तीनों श्रेणियां बताती हैं कि असल में भारतीय नारी क्या है और हमें यह जानने की प्रेरणा भी देती है कि "वह जो कुछ है, क्यों और कैसे है।"

*** संडे टाइम्स ऑफ इंडिया, 19 जनवरी, 2003**

हां! एक बात और

आश्वस्त महिलाएं

स्वयं संपूर्ण (Self Contained)

स्वयं आश्वस्त (Self Assured)

स्वयं नियंत्रित (Self Possessed)

स्वयं दृढ़ (Self Willed)

होती हैं।

अपने आप से पूछिए

क्या आपके अन्दर इस तरह के लक्षण/गुण हैं?

अपने विचार लिखें।

भाग दो

असली तर्क

(The Underlying Logic)

उसके जीवन की झलक

(Glimpses of Her Life)

सन् 1835 में, पूर्वी उत्तर प्रदेश के एक गांव में, कोई भी बच्ची नहीं थी।*

कारण : बेटी के जन्म लेने को सबसे बड़ी मुसीबत माना जाता था और उसे जिन्दा ही नहीं रहने दिया जाता था।

सन् 1975 से 1986 तक, तमिलनाडु के मदुरै जिले के आसपास के कस्बों-गावों में छः हजार नवजात बच्चियों को ज़हर दे कर मौत के घाट उतार दिया गया।**

---

* ललिता पाणिग्रही, "ब्रिटिश सोशल पॉलिसी एंड फीमेल इन्फैन्टिसाईड इन इंडिया।"

** इंडिया टुडे, जून 1986, कवर स्टोरी, "बार्न टू डाई"।

पश्चिमी राजस्थान के कुछ इलाकों में छोटी बच्चियों की हत्या कर देना, आज भी आम बात है।

समाज के लगभग हर वर्ग में लड़की होने पर भ्रूण हत्या का खूब प्रचलन है। इसके साथ-साथ 'फैमिली प्लानिंग' के स्लोगन 'हम दो हमारे दो' और 'ट्राईएन्गल' ने इस बात को और तूल दिया। आज लोग छोटा परिवार पसन्द करते हैं, लेकिन 'लड़का' होने की सोच अब भी वैसी की वैसी है। हाल ही में हुई जनगणना में छोटे परिवार और लिंग-जानकर 'अबोर्शन' कराने की बहुलता सामने आई है। गरीब परिवार आमतौर पर बड़े होते हैं। इसलिए उनमें लड़कियां और लड़के दोनों मिलते हैं। लेकिन दो बच्चों वाले ज्यादातर परिवारों में अगर पहला बच्चा 'बेटी' है, तो 'लड़के' को जन्म देने पर ज्यादा दबाव दिया जाता है।

परिणाम : जानबूझकर 'लड़की' के भ्रूण को मिटाया जाता है, जब तक कि 'लड़का' न हो।

आज औरत की कहानी यहीं से शुरू होती है, शुरुआत से पहले ही खत्म हो जाना या यह कहिए कि, "पैदा होने से पहले मौत।" आइए अब हम एक औरत की जिन्दगी को उसके उम्र के विभिन्न पड़ावों पर जा कर देखें।

जन्म (The Birth)

बेटा/लड़का पैदा होने पर खुशियां मनाए जाने की अपेक्षा बेटी पैदा होने पर अगर एकदम चुप नहीं रहा जाता, तो उसका स्वागत थोड़ी कम गर्मजोशी के साथ किया जाता है। दुनिया में उसके आने की खबर उसके माता-पिता या परिवार वालों को पहले से ही पता होती है।

मेरी मां ने मुझे एक बात बताई थी, जो मैं आपके साथ 'शेयर' (बांटना) करना चाहती हूं-

---

*** विद्या सुब्रमण्यम द्वारा "इंडियाज़ मिसिंग गर्ल्स", टी.ओ.आई. 11.06.03**

जब मैं पैदा हुई थी, तो मेरे नाना अपने कमरे में जाकर रोए थे। मैं दूसरी बेटी थी। बाहर आकर उन्होंने मुझे देखा और कहा, "चलो यह तो ठीक है कि ये गोरी और सुन्दर है।" इस बात ने उन्हें सांत्वना दी।

यह बात सत्ताईस साल पहले की है, लेकिन आज भी हालत कहीं कम, तो कहीं ज्यादा 'वैसे ही' हैं।

भारतीय परम्पराओं की सबसे बड़ी कमजोरी यह लगती है कि, लड़कियों को हमेशा से अस्वीकृत किया गया। लड़के को हमेशा बेहतर माना गया। लड़की को कभी नहीं।

भारतीय परम्पराओं की सबसे बड़ी कमजोरी यह लगती है कि लड़कियों को हमेशा से अस्वीकृत किया गया।

शुरुआती साल (The Formative Years)

गरीब परिवार में बहुत छोटी 'लड़की' का कोई अस्तित्व ही नहीं होता। वह एकतरफा और वंचित माहौल में बड़ी होती है, जो उसे यह महसूस कराता है कि, पालने या बच्चों को बड़ा करने का आम तरीका यही है। ये हालात एक वंचित और दब्बू जीवन की नींव डाल देते हैं। बहन के लिए 'भैया' पहले है। अगर वह बड़ी है, तो 'मां' जैसी बहन हो जाती है। अगर वह छोटी है तो भाई को हक है कि वह उसके साथ दबंग व्यवहार करे।

मध्यमवर्गीय परिवार में एक लड़की के शुरुआती साल कुछ बेहतर होते हैं। उसे पढ़ाई-लिखाई का मौका मिल जाता है। छोटी-मोटी इच्छाएं पूरी करने की इजाजत मिल जाती है। फिर भी, उसका अस्तित्व 'सैकेण्डरी' (बाद वाला) ही होता है। मध्यमवर्गीय पढ़े-लिखे परिवारों में इस तरह के बदलावों की शुरुआत देख कर अच्छा लगता है। ये परिवार अपनी बेटियों को अच्छी से अच्छी चीज देने में कोई कोर-कसर बाकी

मध्ययवर्गी परिवार में एक लड़की के शुरुआती साल कुछ बेहतर होते हैं। उसे पढ़ाई-लिखाई का मौका मिल जाता है। छोटी-मोटी इच्छाएं पूरी करने की इजाजत मिल जाती है।

नहीं छोड़ते। मैं, हमारे `पर्सनैलिटी ग्रूमिंग ऑर्गेनाइजेशन' में ऐसे ही कई माता-पिता से मिलती रहती हूं। वे अपनी बेटियों को `ऑलराउंडर' बनाना चाहते हैं। मैंने यह भी देखा है कि कुछ मांएं अपनी बेटियों को खेल-कूद में भाग लेने के लिए भी प्रोत्साहित करती हैं। मैंने, अपनी बेटी के `एटीच्यूड' को `इम्प्रूव' करने का चाहत रखने वाले पिता भी देखे हैं। वे चाहते हैं कि उनकी बेटी `कॉम्पीटिटिव' (प्रतिस्पर्धी) और `हार्डवर्किंग' (मेहनती) हो। उनके लिए `बेटी' की खुशी बहुत मायने रखती है।

ज्यादातर परिवारों में वह हर तरह के आराम और सुविधाओं की गुनगुनी धूप सेंकते हुए कुदरती तरीके से बड़ी होती है, लेकिन इस दौरान प्राप्त करने के लिए कोई लक्ष्य नहीं होता, और न ही कोई महत्वाकांक्षा होती है, जिसके लिए काम किया जाए।

लेकिन ऐसे परिवार बहुत कम हैं। संभ्रांत परिवारों में हालात इससे बहुत अलग है पर अच्छे नहीं। इस समय में उसे आराम से रहने दिया जाता है। उस पर कोई कड़े प्रतिबंध भी नहीं होते न ही उसके लिए कोई लक्ष्य रखा जाता है। वह हर तरह की आराम और सुविधाओं की गुनगुनी धूप सेंकते हुए कुदरती तरीके से बड़ी होती है, लेकिन इस दौरान प्राप्त

करने के लिए कोई लक्ष्य नहीं होता और न ही कोई महत्वाकांक्षा होती है, जिसके लिए काम किया जाए। उससे बस यही कहा जाता है कि बड़े होने का इंतजार करो जब जीवन की एकमात्र अभिलाषा-शादी-का समय आएगा।

किशोरावस्था (The Teenage)

किसी भी लड़की की जिन्दगी में यह बहुत ही अशांत (turbulent) और मार्मिक (vulnerable) समय होता है।

किशोरावस्था का समय लड़की की जिन्दगी में बहुत ही अशांत (turbulent) और मार्मिक (vulnerable) होता है। उसे सहारे की जरूरत होती है, जो उसे नहीं मिलता।

किशोरावस्था का समय हर लड़की के लिए बदलावों भरा होता है। जो बदलाव लड़की के भीतर होते हैं, छोटी-सी उम्र में उन्हीं को झेलना मुश्किल होता है लेकिन परिवार से मिलने वाली घृणा और नजरअंदाज किया जाना- किसी नरक से कम नहीं होता। उसमें कूट-कूट कर गुस्सा भर जाता है, वह विद्रोही (rebel) बन जाती है। इस तरह के हालात को रोकना आसान काम नहीं होता और ध्यान रखने वाला कोई न हो तो, वह समय बहुत खतरनाक साबित हो सकता है।

किशोरावस्था की दहलीज, एक अवस्था से दूसरी में जाने का समय होता है और इस दौरान अगर उस लड़की का ध्यान रखने, उसे आराम पहुंचाने और उसके अन्दर व बाहर हो रहे बदलावों के बारे में खुलकर समझाने के लिए कोई औरत उसके आसपास न हो, तो लड़की के लिए इस पूरी परिस्थिति को संभालना बहुत मुश्किल हो जाता है।

गरीब परिवारों की लड़कियां अपने शरीर को ठीक-ठाक रखने की तरफ कोई ध्यान नहीं देतीं (किसी के भी लिए यह प्राथमिकता नहीं होती), इसलिए उन्हें अपनी किशोरावस्था में किसी तरह के दर्दनाक बदलावों का अनुभव ही नहीं होता। इस दौरान भी सब कुछ पहले जैसा ही रहता है। यह उन सबके लिए बहुत मार्मिक (vulnerable) होता है, जो अचानक आस-पास का सारा माहौल बदला हुआ-सा महसूस करते हैं। तब बढ़ती उम्र के संकेतों को समझते हुए उन्हें शादी के सांचे में ढालने की तैयारियां शुरू कर दी जाती हैं।

"मैं एक 'बोर्डिंग' स्कूल में पढ़ती थी। जिस दिन मैं तेरह साल की हुई, मैं बहुत खुश थी। स्कूल में, मैंने अपने दोस्तों के साथ खूब मजे किए। जब मैंने अपने 'पैरेन्ट्स' से फोन पर बात की, तो उनकी आवाज में वो उत्साह नज़र नहीं आया। मैं अपने पिछले सभी 'बर्थडेज' से कहीं ज्यादा खुश थी और वो बहुत कम। मुझे यह सब अच्छा नहीं लगा, लेकिन मैं 'एवॉईड' (नजरअंदाज) कर गई।

"वह छुट्टियों का समय था, जब मुझे पहली बार 'पीरियड्स' हुए। जब मैंने इसके बारे में अपनी मां को बताया, तो उनका चेहरा पत्थर की तरह हो गया। घिन के साथ देखते हुए, उन्होंने मुझे हिदायतें दे डालीं। वे बहुत बेचैन थीं और अगले कुछ दिन तक एकदम चुप रही जैसे उनके साथ कुछ बुरा हो गया हो। मैं एक अनजानी सी गलती के अहसास के तले दब कर रह गई। मुझे ऐसा लगा जैसे मैं अभी वापस 'बोर्डिंग' चली जाऊँ।

"मुझे अपनी मां की जरूरत थी, लेकिन मैं उन्हें पा न सकी। शायद वह भी मेरी मदद करना चाहती थी, लेकिन वह ऐसा कर नहीं सकी।" यह बात मुझे मेरी एक बहुत अच्छी दोस्त ने उस समय बताई जब वह बहुत उदास थी।

'पैरेन्ट्स' को आमतौर पर यह कहते सुना जाता है, 'लड़की के मां-बाप को तो हमेशा ही चिन्ता लगी रहती है। उसके जन्म के साथ ही कई तरह के डर घेर लेते हैं - उसकी सुरक्षा का डर, उसकी शादी का डर, शादी के बाद शांत व सुखद जीवन का डर...।"

मां-बाप अपनी बेटियों की इज्ज़त, गरिमा बनाए रखना चाहते हैं, क्योंकि उनके अनुसार यही वो चीज़ है जो उनकी जिन्दगी बनाती या बिगाड़ती है।

वे उसे बचाना चाहते हैं, अगर कोई कुछ गलत कहता या उत्पीड़न करता है, तो वे उसे चुपचाप सह जाते हैं, जितनी जल्दी हो सके वे उसकी शादी करना चाहते हैं। हम किसी भी जिम्मेदारी के प्रति ऐसा ही तो रवैया रखते हैं। है न? बड़ी होती बेटी भी ऐसी ही होती है।

"मैं एक 'जॉयन्ट फैमिली' से हूं। हम सबके बीच में एक ताल-मेल और गहरा प्यार है। घर के सभी मर्द बिजनेस में लगे हैं। औरतें घर को बहुत सुन्दर तरीके से संभालती हैं।" मिस्टर मेहता ने मुझे बहुत गर्व के साथ बताया।

कोलकाता के 'बिज़नेसमैन' मिस्टर मेहता को घर के सभी लोगों को एक साथ बांधकर रखने पर बहुत गर्व है। "औरत को तभी काम करना चाहिए, जब पैसे की जरूरत हो," उन्होंने सीधी-सादी वजह बताई।

"हमारे पास बहुत पैसा है। लड़कियों को हर तरह की आजादी है। वे खूब मजे करती हैं, गर्ल्स कॉलेज में पढ़ती है, आर्ट व क्राफ्ट सीखती है, यहां तक कि म्यूजिक भी सीखती हैं।"

"हमें उनसे नौकरी-वौकरी नहीं करानी है," उन्होंने मेरा मजाक उड़ाते हुए कहा जो कि 'वर्किंग वूमैन' है, वह भी अपनी मर्जी से।

मैं उनके फैमिली मैम्बर्स से मिली। उनमें दो बेटियों के बाद एक बेटा और गहनों से लदी हुई एक पत्नी थी।

लड़कियां 'ट्रैण्डी कपड़े' पहने हुए थीं, बहुत ज्यादा 'मेक-अप' लगाए हुए और अजीब से 'ऐक्सेन्ट' (उच्चारण) में बोलती हुई। पहली ग्रैजुएट थी और अब कोई कोर्स कर रही थी (शायद गिफ्ट रैपिंग का कोई कोर्स) और दूसरी कॉलेज के 'सैकेण्ड ईयर' में थी। लड़का बोर्डिंग स्कूल में पढ़ रहा था।

"हमारी फैमिली एक-दूसरे के बहुत करीब है। हम लोग एक ही बिजनेस में पांच भाई हैं। हम सब हर तरह का 'फैमिली मैटर' बैठकर एक-साथ 'डिसकस' करते हैं और एक मत पर पहुंचते हैं," उन्होंने मुझे दंभी आवाज में बताया। "घर की कोई औरत 'डिसकशन' के बीच में नहीं बोलती।" आवाज और कड़क हो गई। अपनी बात खत्म करते हुए उन्होंने कहा, "इससे उन्हें कोई लेना- देना नहीं है।"

हैरानी की बात है!! बेटियां पढ़ती नहीं हैं या कोई 'करियर' नहीं चुन सकतीं क्योंकि इसका फैसला उनके 'डैडी' करते हैं। पत्नियां किसी भी 'इम्पोर्टेंट' फैमिली मैटर (महत्त्वपूर्ण पारिवारिक मामले) में किसी तरह का फैसला या सुझाव नहीं रखती हैं क्योंकि उनके पतियों की इच्छा ही सर्वोपरि होती है।

आज ज्यादातर महिलाओं की यही कहानी है।

ज्यादातर लड़कियों की किशोरावस्था (adolescence) तमाम तरह की बन्दिशों में बंधी होती है। उनके सभी सपने (उन्हें नहीं बांधा जा सकता) अपनी मौत, स्वयं मर जाते हैं। वह अपने, सपने पूरे करने के लिए तरसती रहती है लेकिन वे सोचती हैं कि इसके अलावा और कोई चारा भी नहीं है। यह हैरानी की बात लगती है कि इसके बावजूद कुछ लड़कियां अपनी सोच बनाए रखती हैं। वह बेड़ियां तोड़कर संघर्ष करती है लेकिन उनके लिए यह राह बहुत मुश्किल होती है। जब वे अकेले अपने सपनों को सच करने के लिए संघर्ष करती हैं तो समाज का हर व्यक्ति उसे अपने प्रति जवाबदेह मानता है। उससे हर व्यक्ति द्वारा किए गए प्रश्नों के जवाब मांगे जाते हैं।

पेप्सी की इन्द्रा नूयी तमिलनाडु के छोटे से कस्बे से संबंध रखती हैं। 'ग्लोबल कॉर्पोरेट जगत्' में उन्होंने बहुत उपलब्धि प्राप्त की है। एक बार, बहुत थककर काम से वापिस आकर उन्होंने अपनी मां को खबर दी कि उनका 'प्रमोशन' (तरक्की) हो गया है। उनका बहुत कठोर-सा जवाब था, "वह सब तो

ठीक है, लेकिन पहले थोड़ा दूध ले कर आओ।"

*जब इन्द्रा ने इसका विरोध किया और जानना-चाहा कि बाजार का छोटा-मोटा काम उनका भाई क्यों नहीं कर लेता, तो उन्हें बताया गया कि आज दिन में उसे बहुत काम करना पड़ा।**

यह बहुत छोटी-सी घटना है, लेकिन इसी तरह की बहुत-सी छोटी-छोटी घटनाएं मिलकर महिलाओं की जिंदगी पर बड़ा असर डालती है।

शादी (The Marriage)

एक बार किसी लड़की की शादी हो जाने का मतलब है, "ऑप्रेशन लाइफटाइम" का कामयाबी के साथ पूरा हो जाना। आमतौर पर इसके बाद क्या होता है, उससे किसी को कोई मतलब नहीं रहता।

घर के काम-काज और कर्त्तव्य पूरा करना ही, उसकी किस्मत बन जाती हैं। लड़की के लिए शादी के बाद का जीवन एक दुर्भाग्य या सौभाग्य कुछ भी हो सकता है। इसका मतलब सारा दिन घर का काम-काज करने के बाद परिवार के साथ एक खुशनुमा शाम भी हो सकती है।

इसका मतलब परिवार के साथ बुरा लेकिन पति के साथ एक बेहतर दिन भी हो सकता है।

इसका मतलब यह करो, वह मत करो में बंधा दिन होने के बाद मारपीट अथवा जोर-जबर्दस्ती भरी रात भी हो सकती है।

पर्दे के पीछे भला-बुरा कुछ भी हो सकता है। शादी किसी भी औरत के लिए एक 'अशांत' (turbulent) अनुभव हो सकती है। इसके लिए दो बड़े-बड़े D (डी) - Dowry (दहेज) और Divorce (तलाक) जिम्मेदार हैं। दहेज सामाजिक कलंक होने के बाद भी स्वीकार कर लिया गया है। बेटी के मां-बाप इसे एक अनकहा सच मानते हैं और शादी में पैसे तथा सामान

---

* बिजनेस टुडे, 5 जनवरी, 2003

देना अपना कर्त्तव्य समझते हैं। लड़के के मां-बाप इसे जन्मसिद्ध अधिकार समझते हैं।

भारत में दहेज की वजह से होने वाली मौतें एक घिनौना सच हैं। लड़की हमेशा इसे झेलती रहती है लेकिन उस समय ज्यादा सहना पड़ता है, जब वह आर्थिक रूप से अपने पति पर निर्भर करती है। अगर वह निर्भर नहीं करती और इसे नहीं अपना पाती, तो उसे तलाक का सामना करना पड़ता है। तलाक के कागजात दायर करना और फिर इसका सामना करना बहुत मुश्किल है क्योंकि इसे अब तक सामाजिक रूप से पूरी तरह स्वीकार नहीं किया गया है। खराब शादी से तो अच्छा तलाक है, लेकिन समाज इसके उलट सोचता है।

अगर शादी होती है, तो दहेज और शादी के दायरे से बाहर तलाक। दोनों ही परिस्थितियों में हार औरत की है।

शादी के बाद की कहानी

(Post-marriage Saga)

निचले स्तर पर, एक लड़की की जिन्दगी की शुरुआत बहुत दुःख और उदासी भरी होती है। शादी के बाद यह और भी दयनीय हो जाती है। ज्यादातर गरीब घर औरत की कमाई पर चलते हैं। वो कमाती है और मार-पीट भी झेलती है। सभी लड़कियों की जिन्दगी (जो निचले और मध्यम वर्ग से संबंध रखती हैं) एक जैसी और बिना किसी नयेपन वाली होती है। उनके पास अपना कोई काम नहीं होता। नतीजा यह होता है कि सालों तक उनकी जिन्दगी एक ही ढर्रे पर चलती रहती है।

ऐसी महिलाएं जो अपने काम से प्यार करती हैं, स्वयं कुछ बनने की चाहत करती हैं, उनकी जिन्दगी का असल में कुछ मतलब होता है और वे अच्छी जिन्दगी बिताती हैं। वे अपनी भूमिकाओं और व्यक्तित्व में संतुलन बिठाते हुए मुश्किलों का सामना करती हैं, लेकिन संतुष्टि इन सबसे बढ़कर होती है।

हां! एक बात और

एक महिला की जीवन गाथा

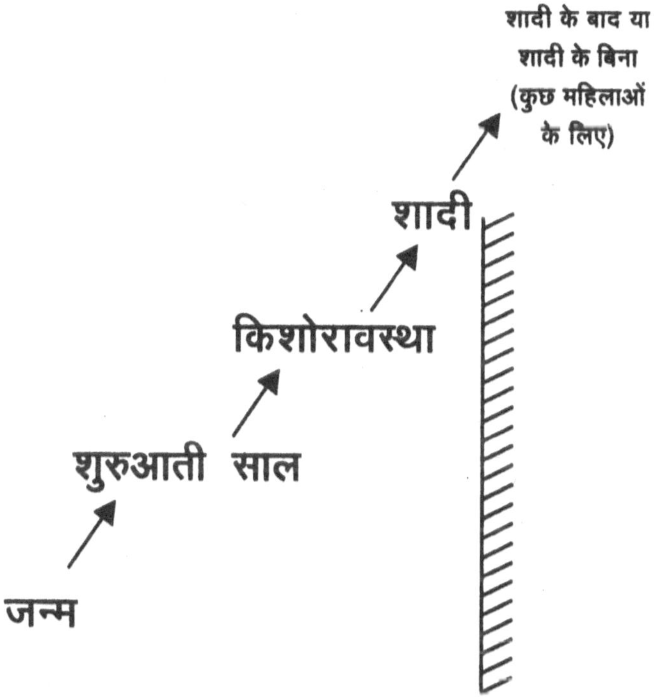

ज्यादातर महिलाओं के लिए जीवन शादी पर जा कर खत्म हो जाता है क्योंकि अन्तिम लक्ष्य यही होता है।

नारी जो है सो क्यों?

(Why Women Are What They Are)

कुदरत ने एक-दूसरे के उलट दो इन्सान पैदा किए-ऐडम और ईव। पुरुष और प्रकृति, एक दूसरे के पूरक हैं। प्रकृति की एक संतान, नारी में कुछ आंतरिक गुण होते हैं और कुछ वह अपने आस-पास के माहौल से अपनाती है।

वह, जन्म से बहुत सौम्य, सीधी व सरल होती है, दूसरों को पोषण देने वाली, स्वीकार कर लेने वाली और शांत होती है। भारत में अपने माहौल कें अनुसार वह शादी के लिए तैयार, भावनात्मक रूप से निर्भर और स्वत्वात्मकं (possessive) होती है।

हां! एक बात और

महिलाएं

1. सुनने-समझने में पारंगत है। (listening wizards)
2. एक बात को बार-बार दोहराने वाली हैं। (Ruminators)
3. `अपीयरैंस' के प्रति बेहद सजग (Appearance maniacs) हैं।
4. संप्रेषण की कमजोर कड़ी हैं। (Ineffective Communicators)
5. शादी को अत्यधिक महत्त्व देती हैं। (Marriage-Oriented)
6. 'प्रेम के विचार' से ही प्यार करने वाली हैं। (Lovers of the idea of love)
7. अत्यधिक अनुकूल हैं। (Overadaptive)
8. आर्थिक फैसलों में निर्भर हैं। (Dependent in monetary decisions)
9. निश्चय नहीं कर पाती हैं। (Not assertive)
10. अधिकार करना चाहती है। (Possessive)

इस नारी (SHE) को समझने के लिए, आइए नारीत्व के गुणों को जानें। नारी दुनिया (SHE WORLD) पर एक निगाह डालें, **आइये एक नज़र डालें कि भारतीय नारी जो है, वह क्यों है।**

सुनती-समझती जादूगर
(Listening Wizards)

क्या आपको कुछ अजीब सा लगा?

आप सोचेंगे कि महिलाओं ने कब से सुनना शुरू कर दिया? वे तो शुरू से ही बोलने की पर्याय रही हैं।

पर वास्तविकता में महिलाएं ध्यान से सुनती हैं क्योंकि

(अ) महिलाएँ ध्यान रखती हैं। वे लोगों, लोगों की भावनाओं और उनके भले-बुरे का ध्यान रखती हैं।

(ब) वे चाहती हैं कि उनकी बात सुनी जाए और तारीफ की जाए। इसलिए उनके कान हमेशा खड़े रहते हैं और वे हमेशा सजग रहती हैं।

(स) उन्हें दूसरों के बारे में जानने में बहुत मजा आता है। वे अपनी नई-नई जानकारी लोगों के साथ बांटने में बहुत खुशी महसूस करती हैं। इसीलिए वे सुनती हैं।

एक महिला अपने कान हमेशा खड़े रखती है, क्योंकि उसे जानकारियां इकट्ठी करने का शौक होता है।

एक महिला अपने कान हमेशा खड़े रखती है, क्योंकि उसे जानकारियां इकट्ठी करने का शौक होता है।

ऑफिस जाने के लिए तैयार होने से पहले, उनके सामने खड़ी हो कर मैंने अपने पति से कहा, "मैंने तुम्हारे लिए 'योगर्ट' फ्रिज में रख दिया है। 'लन्च' में खा लेना।" निकलते समय मैंने वह बात एक

बार फिर दोहराई और चल पड़ी। शाम को जब मैं वापिस आई, तो 'योगर्ट' वैसा का वैसा ही मिला।

मैंने पूछा, "तुमने अपना 'योगर्ट' क्यों नहीं खाया। गर्मियों में यह सेहत के लिए अच्छा होता है।"

'मुझे कैसे पता चलता कि वह फ्रिज में रखा है।" उन्होंने फटाफट जवाब दे डाला।

मुझे समझ में नहीं आया कि इस समय उन्होंने मेरी बात किस तरह सुन ली, जब सुबह वह दो बार में भी नहीं सुन पाए।

पतियों को पत्नियों से शायद ही कोई बात दुबारा कहने की जरूरत पड़ती हो, चाहे वह 'कैश बोर्ड' खरीदने की बात हो या फिर 'शर्ट' में बटन टांकने की। चूंकि किसी औरत को पुरुषों के मुकाबले, दूसरे लोगों से मिलने और 'ट्रैवल' करने के मौके कम मिलते हैं, इसलिए वो इस अन्तर को अलग-अलग तरह के लोगों की बातें ध्यान से सुनकर और गुनकर पूरा करने की कोशिश करती है।

महिलाएं तरह-तरह के लोगों और चीज़ों को देखने के साथ-साथ सुनती भी हैं और वो ये काम बहुत उत्सुकता के साथ करती हैं। ऐसा करने में उन्हें मजा आता है, उनका मनोरंजन होता है और रोज घर का एक जैसा काम करके जो 'मोनोटोनी'

महिलाएं चीजों को और तरह-तरह के लोगों को देखने के साथ-साथ सुनती भी हैं और वो ये काम बहुत उत्सुकता के साथ करती हैं। ऐसा करने में उन्हें मजा आता है, उनका मनोरंजन होता है और रोज घर का एक जैसा काम करके जो 'मोनोटोनी' बन जाती है, उसे तोड़ने का मौका मिलता है।

बन जाती है, उसे तोड़ने का मौका मिलता है।

वे अपने आस-पास मौजूद लोगों या दूसरे स्रोतों से जो कुछ भी सुनती हैं, अपने आस-पास मौजूद टी.वी. या दूसरे माध्यमों से जो भी कुछ देखती हैं, उसे बहुत गंभीरता (सीरियसली) से लेती हैं। वे हमेशा और अधिक जानना चाहती हैं।

हमारी 'हाऊसिंग कॉलोनी' में, हमारी पड़ोसन बहुत 'सोशल' (सामाजिक) हैं। वे इस छोटी-सी कॉलोनी में रहने वाली करीब-करीब हर फैमिली को जानती हैं। अक्सर वे मुझे लोगों के घरों की कई तरह की बातें सुनाती रहती है।

अगर किसी को सर्दी हो गई, अगर किसी को किसी काम में कोई दिक्कत है, अगर कोई नई चीज खरीद या बेच रहा है, अगर कोई विदेश जा रहा है, अगर किसी को मकान किराए पर देना है, वह सब जानती हैं।

मैंने उनसे एक बार बहुत गंभीरता के साथ पूछा, "आप इतनी सारी 'फैमिलीज़' के बारे में इतनी सारी जानकारी कैसे और क्यों रखती हैं?"

"मुझे जानना अच्छा लगता है। यह ठीक वैसे ही है, जैसे जानकारी या अनुभव बढ़ाना। इसे दूसरों के घर में झांकना या दखल देना नहीं समझना चाहिए। न तो कभी मैं किसी से जलती हूं और न ही उसके बारे में कोई फैसला करती हूं। हां, अपनी खुशी या दुःख जरूर प्रकट कर सकती हूं। लेकिन मेरा मतलब जानकारी लेना और अपनी उत्सुकता की प्यास बुझाना होता है।" उन्होंने खरा-सा जवाब दिया।

"और तुम भी इस वक्त यही कर रही हो।" उन्होंने मुझ से मुस्कराते हुए कहा। वह ठीक कह रही थीं। मैं भी जानना चाहती थी।

एक बात को बार-बार दोहराने वाली

(Ruminators)

आपने `स्पाँज' या `ब्लाटिंग पेपर' देखा होगा। पुरुष आमतौर पर स्पाँज की तरह होते हैं, लेकिन औरतें `ब्लॉटिंग पेपर' की तरह होती हैं। अगर वे कोई चीज `एब्जॉर्ब' कर लेती (सोख लेती) हैं, तो वह उनके अन्दर अपनी जगह बना लेती है। वह उनके `सिस्टम' में से निकलती ही नहीं है।

आमतौर पर पुरुष स्पाँज की तरह होते हैं, लेकिन औरतें `ब्लॉटिंग पेपर' की तरह होती हैं। अगर वे कोई चीज `एब्जॉर्ब' कर लेती (सोख लेती) हैं, तो वह उनके अन्दर अपनी जगह बना लेती है।

महिलाएं बार-बार एक चीज के बारे में सोचती हैं, एक ही घटना पर विचार करती रहती हैं। ये बातें उनके दिमाग में समय-समय पर घूमती रहती हैं। कई बार वे इन बातों को दूसरों के साथ बांट भी लेती हैं पर ये विचार उनके दिमाग से जाते नहीं हैं।

यह बात सच है कि वे बार-बार एक ही चीज को दोहराती रहती हैं।

महिलाएं न तो अच्छे पलों को भूलती हैं और न ही बुरे पलों को। वे मधुर यादों के सपने देखती है तथा अप्रिय घटनाओं, दुर्घटनाओं के प्रति हमेशा मलाल रखती है।

जब भी उनका दिमाग `फ्री' होता है, वे पिछली बातें लेकर बैठ जाती हैं। वे पिछली बातों को सोचती हैं और उन्हें बार-बार अपनी दिमाग की `स्क्रीन' पर 'रीप्ले' करती रहती है। वे बार-बार वो सब भी सोचती हैं जो वो प्रत्यक्ष में बोल नहीं पाती। अपनी भड़ास मन हीं मन में निकालकर वे राहत महसूस करती हैं। पुरानी अप्रिय बातों की जुगाली करना महिलाओं को बहुत भाता है।

हां! एक बात और

महिलाएं न तो
अच्छे पलों को भूलती है और
न ही बुरे पलों को।
वे मधुर यादों के सपने
देखती हैं और दुर्घटनाओं के
प्रति हमेशा मलाल रखती है।

अपीयरेंस के प्रति बेहद सजग

(Appearance Maniacs)

महिलाओं को यह बात हमेशा परेशान करती रहती है, कि वे कैसी दिखाई देती हैं। सारी दुनिया इस बात को बहुत महत्त्व देती है, और वे स्वयं भी।

ज्यादातर 'मैट्रोमोनियल ऐड' (वैवाहिक विज्ञापनों) में लड़कियों के लिए तीन विशेषण (adjectives) इस्तेमाल किए जाते हैं-*'प्रिटी'/सुन्दर, फेयर/गोरी और कल्चर्ड/सुसंस्कृत।*

आजकल *'प्रिटी'* और *'फेयर'* के बाद एक चीज और मांगी जाती है, *'प्रोफेशनल'*। एक 'एड' में लिखा गया :

बी.ई., एम.बी.ए. लड़के के लिए 'अलाईंस' चाहिए। 5' -10" फेयर स्लिम, दिखने में सुन्दर, प्रोफेशनली क्वालिफाईड लड़की को प्राथमिकता। पूरे बायोडाटा के साथ संपर्क करें। फोटो के बिना कोई ध्यान नहीं दिया जाएगा।

किसी भी लड़की के लिए सबसे बड़ी उपलब्धि उसका चेहरा होता है। उसका रंग और नैन-नक्श (फीचर्स) उसका भविष्य बना या बिगाड़ सकते हैं। आदमियों के साथ ऐसा नहीं होता। गोरा बनाने वाली हर 'क्रीम' के 'एड' में महिलाओं को ही निशाना बनाया जाता है। इस तरह का कोई विज्ञापन पुरुषों को 'कन्विंस' (सहमत) करने की कोशिश कभी नहीं करता, क्योंकि यह सोच हमारे पूरे 'सोशल सिस्टम' में गहराई तक अपनी जड़ें फैला चुकी है।

किसी भी लड़की के लिए सबसे बड़ी बात उसका चेहरा होता है। उसका रंग और नैन-नक्श (फीचर्स) उसका भविष्य बना या बिगाड़ सकते हैं।

ज्यादातर लड़कियां `टैक्स्ट बुक्स' से ज्यादा ध्यान `गुड लुक्स' पर देती हैं।

अधिकतर महिलाओं पर अच्छी दिखने (गुड लुक) और सुडौल शरीर (शेपली बॉडी) का भूत सवार रहता है। अगर उन्हें गोरे रंग और आकर्षक नैन-नक्श की सौगात मिली हो, तो आधी लड़ाई, वो ऐसे ही जीत लेती हैं। ज्यादातर लड़कियां `टैक्स्ट बुक' से ज्यादा ध्यान `गुड लुक्स' पर देती हैं। किसी भी दूसरी चीज से ज्यादा वे `ब्यूटी ट्रीटमैन्ट्स' और कपड़ों पर खर्च करती हैं।

दिल्ली में 20 साल की एक लड़की, अंजली गोयल ने गोली मारकर आत्महत्या कर ली, क्योंकि वह सोचती थी कि मैं जरूरत से ज्यादा मोटी हूं। वह कितनी मोटी रही होगी? वह पांच फुट की थी और उसका वजन 55 कि.ग्रा. था।

आजकल, किशोरावस्था की लड़कियां `फैट लॉस फैक्टरियों' (वजन कम करने वाले क्लीनिक) और `कॉस्मेटिक सर्जरी पार्लर्स' (सौंदर्य शल्य चिकित्सा पार्लर) में खूब जम कर शॉपिंग कर रही हैं। खिंची हुई त्वचा, खिलखिलाती मुस्कराहट और एक समान अंगों के लिए, जितना मर्जी पैसा खर्च करने को तैयार हैं।

महिलाएं, इतनी `परफैक्ट लुक' की लालच क्यों करती हैं? इसके बहुत-से कारण हैं, जिन्हें पास से देखे जाने की जरूरत है :

(अ) यह एक गहराई तक जड़ पकड़ चुकी मानसिकता है, जो महिलाओं को इस `परफैक्ट लुक' पाने की तरफ उकसाती है।

पहले उनके पास ताकतवर होने का अकेला माध्यम या स्रोत, उनका शरीर ही था। इसलिए वे ज्यादा से ज्यादा सुन्दर दिखना चाहती थीं। जैसे-जैसे रास्ते खुलते गए, तो वे महिलाएं जो विभिन्न क्षेत्रों में अवसर प्राप्त कर, काम कर सकती थीं, इस बात में कम रुचि लेने लगीं कि वे कैसी दिखाई देती हैं।

हां! एक बात और

आप, अपने पास पैसा
क्यों रखना चाहते हैं?
सीधा-सा जवाब है -

इससे ताकत मिलती है।
आप, संत या आध्यात्मिक गुरु
क्यों बनना चाहते हैं?

सीधा-सा जवाब है -
इससे ताकत मिलती है।

ताकत हर व्यक्ति को
अच्छी लगती है।

महिलाओं के पास असीम ताकत
पाने का सबसे आसान तरीका
यहं है कि वे सुन्दर दिखाई दें।

(ब) भारतीय परम्पराओं में सौंदर्य (beauty) को औरत के साथ जोड़ा जाता है और शिक्षा को पुरुष के साथ। हमारी संस्कृति 'शोईंग-ऑफ' (दिखावे) में विश्वास करती है, यह बात हमारी बेटियों और बहुओं के लिए ही लागू होती हैं। नतीजा ये होता है कि आकर्षण के लिए उनकी बाहरी खूबसूरती की ज्यादा अहमितय दी जाती है।

रचना और ग्रीष्मा दो बहनें हैं। बड़ी बहन रचना, ग्रीष्मा को मेरे पास एक 'इंडीविजुअल डेवलपमैंट कोर्स' के लिए लाई। जब उसने ग्रीष्मा को अपनी बहन कहकर मुझसे 'इंट्रोड्यूस' कराया तो मैं अपने आपको रोक न सकी और बोली, "सगी बहन?"

वे पूरब-पश्चिम की तरह एकदम अलग-अलग थीं। रचना की दमदार आवाज ने तुरन्त मेरा ध्यान अपनी तरफ खींच लिया। उसके सांवले रंग और बालों ने 'वैल आयरंड' सूट के साथ मिलकर उसे और आकर्षक बना दिया। वह गवर्नमेंट कॉलेज में असिस्टेंट प्रोफेसर थी।

भारतीय परंपरा के अनुसार औरतें सुंदर और पुरुष शिक्षित होते हैं।

उसके एकदम उलट ग्रीष्मा वाकई सुन्दर थी। उसने शानदार स्कर्ट के साथ 'क्रिस्प शर्ट' पहन रखी थी। वह मुस्कराई लेकिन कुछ नहीं बोली।

जब वह अगले दिन आई, मैंने उससे, उसकी 'एजुकेशन' के बारे में पूछा। वह कॉलेज में थी लेकिन पढ़ाई में बिलकुल भी 'इन्ट्रेस्टिड' नहीं लगी।

"मेरी सगाई हो चुकी है और मैं फरवरी में 'यू.एस.' जा रही हूं। उसने शर्माते हुए, मुस्कराते हुए कहा।

"तो फिर तुम्हारे 'एग्जाम्स' का क्या होगा?" मैंने पूछा।

"मैं 'एग्जाम्स' नहीं दूंगी" उसने मेरी हैरानी शांत करने के लिए कहा।

"और रचना का क्या होगा?" मैंने उसकी शादी में रुचि दिखाते हुए पूछा।

"वह 'मैरीड' नहीं है, वह 'प्रोफेसर है," ग्रीष्मा ने सफाई दी।

पहली बार मुझे ऐसा महसूस हुआ कि शादी होना और बढ़िया 'परमानैन्ट जॉब' पाना 'एक्सक्ल्यूसिव' हो सकते हैं या फिर कुछ इस तरह कहिए कि :

लड़की की शादी के लिए सबसे ज्यादा जरूरी चीज 'सुन्दरता' की कमी, उसका 'जॉब' निश्चित कर देती है। क्योंकि उसके लिए शादी के ज्यादा 'प्रपोजल' (प्रस्ताव) नहीं आते, इसलिए वह पढ़ती हे और 'प्रोफेशनली' (व्यावसायिक रूप से) स्थापित हो जाती है।

हां! एक बात और

हमारे सामाजिक मानकों (Social Standards) **ने महिलाओं के लिए एक समीकरण** (Equation) **बनाया है**

सौंदर्य (Beauty) **+ विवाह** (Marriage)

=

आदर्श महिला (Ideal Woman)

सौंदर्य की कमी (Lack of Beauty)

+

व्यवसाय (Profession)

=

दया की पात्र महिला (Pitied Woman)

बहुत सी महिलाएं अपनी इच्छा या अपनी पहचान बनाने के लिए काम नहीं करती बल्कि इसलिए करती हैं क्योंकि उनकी शादी नहीं हुई यानी कोई अच्छे प्रस्ताव नहीं आए।

बहुत-सी महिलाएं, जो `काम नहीं' करतीं, बल्कि इसलिए काम करती हैं क्योंकि शादी हुई ही नहीं या शादी के लिए कोई प्रस्ताव नहीं है। वे `बाई चान्स', `प्रोफेशनल' बनती हैं। शादी न होना उनके लिए कई संभावनाओं के द्वार खोल देती है।

(स) छोटी लड़कियों की `रोल मॉडल' बार्बी डॉल होती है। वे टेलीविजन देखने की बहुत शौकीन होती हैं, जहां वे `अट्रैक्टिव' (आकर्षक) `ममीज' (मां) को वॉशिंग पॉउडर, के लिए भाग-दौड़ करते या फिर सही रैफ्रिजरेटर चुनने में अक्ल दौड़ाते या साबुन चुनते देखती हैं।

पिछले महीने मैं एक बर्थडे पार्टी में गई। `होस्ट' (मेज़बान) ने `जवाब दो, इनाम जीतो' जैसा छोटा-सा एक `कॉम्पीटिशन' भी रखा था। यह कॉम्पीटिशन छः से दस साल के छोटे बच्चों के लिए था।

करीब आठ साल की एक छोटी-सी बच्ची से पूछा गया, `तुम्हारा `आईडल' कौन है?'

उसने पलट कर सवाल किया, `आईडल क्या होता है?'

`मतलब तुम किसकी तरह बनना चाहती हो?'

*उसने तुरन्त जवाब दिया, `कोमोलिका।'**

बेचैन हो कर मैंने पूछा, `क्यों?'

`क्योंकि वह बहुत सुन्दर है।'

`तुम्हें नहीं लगता वह बहुत गन्दी औरत है?' मैंने आगे कहा।

बच्ची बोली, `उससे सब डरते हैं।'

*** कोमोलिका का नाम आजकल घर-घर में जाना जाता है। वह आजकल दिखाए जा रहे एक डेली टी.वी. शो की पात्र है। वह एक डिजाइनर खलनायिका (Vamp) है और अपनी निगाहों, भड़कीली ड्रैस और बैकग्राउंड में चल रहे `म्यूजिक' से आकर्षित करती है।**

सुन्दरता में ही ताकत है (Beauty is Power). । - यह महिलाओं के लिए सार्वभौमिक सत्य है।

सारी दुनिया में औरतों के लिए ऐसा ही माना जाता है। कामयाब औरत को दिखाने के लिए खूबसूरती और शैतानी दिमाग, टी.वी. वालों के लिए मसाला बना हुआ है।

नई औरत बिना किसी `हेयर जैल', `आई लाईनर' और `लीपोसक्शन' के ख़ूबसूरत, खिलखिलाती हुई और विश्वस्त लगती है।

अपने आस-पास देखिए. आपको ऐसी ढेरों लड़कियां व महिलाएं नजर आएंगी जो आकर्षक दिखने के लिए किसी भी हद तक झुक सकती हैं। उन लड़के-लड़कियों के लिए जो, ऐसा `प्रोफेशन' अपनाना चाहते हैं, जिसमें सुन्दर दिखना और `परफैक्ट बॉडी' होना जरूरी है, यह सब ठीक है। जब हम सिर्फ बेहतर महसूस करने के लिए फेशियल कराते हैं या बाल कटवाते हैं तो यह समझ में आता है। लेकिन जब हम `मेकप' लगा कर इसका दिखावा करने के लिए, लोगों का ध्यान अपनी तरफ खींचने के लिए (और जब भी हग ऐसा करते हैं, हमें पता होता है) कामुक (sensuous) दिखने की कोशिश करते हैं, यह सब कुछ बहुत डरावना सा लगता है। यह स्वांग बन जाता है।

अपने चारों तरफ देखिए। `दिखावे के इस पागलपन' के बीच आपको कुछ महिलाएं ऐसी भी नजर आएंगी, जो अपनी खूबसूरती को हथियार की तरह इस्तेमाल नहीं करतीं। वे अपने दिखावे पर काम नहीं करतीं, बल्कि अपने काम को देखती हैं और नतीजा यह होता है कि वे ज्यादा प्रभावशाली (impressive) होती हैं। वे बिना किसी `हेयल जैल', `आईलाईनर' और `लीपोसक्शन' के खूबसूरत, खिलखिलाती हुई, विश्वस्त लगती हैं।

संप्रेषण की कमजोर कड़ी

(Ineffective Communicators)

किस्से, कहानियां सुनाने के लिए वे बहुत अच्छी हैं। लेकिन बातों का आदान-प्रदान (Communicate) वे अपने दिमाग से नहीं करती हैं।

आमतौर पर, वह दो सिरों पर होती है।

(1) या तो वे अपने आप में सिमटी हुई, या फिर बहुत ज्यादा बातूनी होती हैं।

(2) या तो वह बहुत विनम्र (Polite) शब्दों का इस्तेमाल करती है, या फिर बहुत उग्र (Violant) शब्दों का इस्तेमाल करती है।

महिलाओं के लिए बातचीत करना, जिन्दगी जीने का एक तरीका है। अपने सुख-दुःख को बयान कर देने के बाद वे बेहतर महसूस करती हैं। महिलाओं को यह अच्छा लगता है कि उनकी बातें सुनी जाएं, उनकी तारीफ की जाए।

वे अपने प्रियजनों से अच्छी, समझदारी वाली और दिल से दिल तक होने वाली बातचीत के सपने देखती हैं। वे समझने की कोशिश करती हैं और चाहती हैं कि उन्हें भी समझा जाए। बचपन से वे अपने माता-पिता या बड़े भाई-बहनों तक ही सीमित रहती है, लेकिन सही तरीके से उसे सुना ही नहीं जाता है। लड़कों में बात करने की चाहत नहीं होती, वे 'देखना' और 'काम करना' पसन्द करते हैं, नतीजा यह होता है कि उनको ऐसा कभी महसूस नहीं होता कि बिना बातचीत के वो अलग थलग पड़ गए हैं।

जब भी किसी महिला को यह महसूस होता है कि उसकी बात सुनी नहीं जाएगी या वह अपनी भावनाओं या विचारों को शब्दों में बयान नहीं

हां! एक बात और

महिलाएं `टन' में बात करती हैं परंतु संप्रेषित `ग्राम' में हो पाता है।

कुछ महिलाएं ऐसी भी होती हैं, जो बात करने को एक 'थैरेपी' (उपचार पद्धति) की तरह इस्तेमाल करती हैं। वे इसे रोक ही नहीं पातीं।

कर सकती, तो वह अपने में सिमट कर रह जाती है। वह सोचती है, लोग उस पर हंस सकते हैं। उसके पास कहने के लिए तो बहुत कुछ होता है, लेकिन दिल की बातें होंठों में कैद रह जाती है।

वही लड़की/औरत उस समय बहुत बातूनी बन जाती है, जब वह ऐसा कोई व्यक्ति पा लेती है जिसके साथ अपने दिल की बातें कर सके।

कुछ महिलाएं ऐसी भी होती हैं, जो बात करने को एक 'थैरेपी' (उपचार पद्धति) की तरह इस्तेमाल करती हैं। वे इसे रोक ही नहीं पातीं। चाहे कोई खुशी हो या फिर दुःख, उन्हें बोलना ही है। वे वह सब कुछ कह देती हैं, जो वे देखती या महसूस करती हैं। स्वाभाविक है कि ऐसी महिलाएं शायद ही सोचती हों कि वे जरूरत से ज्यादा बोलती हैं, क्योंकि वे जानती हैं कि बस यही एक तरीका है, जिससे उन्हें आराम मिल सकता है। अन्दर की घुटन, मुंह के रास्ते बाहर निकलती है और महिलाएं कुछ समय के लिए बेहतर महसूस करती हैं। ये बातूनी औरतें अपनी बातों की गोलियां, सुनने वाले के निशाने पर दागती जरूर हैं लेकिन निशाना चूक जाता है।

अगर सुनने वाला कोई पुरुष है, तो उसके कान हमेशा की तरह बन्द ही रहते हैं। अगर वह सुनता भी है तो तुरंत गलतियां निकालना या सलाह देने लगेगा। इसके उलट अगर सुनने वाली कोई गंभीर महिला है तो वह उससे सहानुभूति नहीं रखेगी। नतीजा यह होता है-बातूनी औरत को उतना आराम नहीं मिलता जितने की वह उम्मीद करती है।

अगर सुनने वाली भी कोई बातूनी महिला है, तो वह भी ठीक उसी अन्दाज में बात करेगी और नतीजा यह होता है, कि बोलतीं दोनों हैं लेकिन सुनता कोई नहीं।

उस समय नीरा 12वीं में पढ़ रही थी। वह मुस्कराती रहती थी लेकिन बोलती बहुत कम थी। उसके ग्रुप ने उसका 'निक नेम' (प्यार का नाम) 'मोनोसिलेबल' (एकाक्षर) रखा था। मैंने कई बार उससे बात करने की कोशिश की लेकिन जवाब में मुस्कान के साथ एक या दो शब्द ही मिले। जब वह 'स्पीच' देती थी, तो बोलती थी, वह बोलने से नहीं डरती थी। असल में वह महसूस करती थी कि, "कोई सुनता तो है नहीं, तो फिर बोलने की जरूरत क्या है।"

करीब एकसाल बाद नीरा मेरे पास आई। उसने मुझे बताया कि उसने बी.बी.ए. 'ज्वॉयन' कर लिया है और अपने दो 'क्लासमेट्स' बेला और शेखर को इन्ट्रोड्यूस कराया। वे मुझे एक 'फंक्शन' की अध्यक्षता के लिए इन्वाइट करने आए थे। लेकिन मुझे बहुत हैरानी हुई। मेरे कानों में नीरा की खनकती हुई आवाज गूंजती रहीं, जिसमें एक झरने सी तेजी और ललक थी।

इतना बड़ा बदलाव।

मौका मिलते ही महिलाएं बोलने का लोभ संवरण नहीं कर पाती। उनसे सदाचार की मूर्ति होने की उम्मीद की जाती है, इसलिए वे किसी फरिश्ते की तरह सहन करती हैं, मुस्कुराकर बात करती हैं। हर तरह के शारीरिक और मानसिक उत्पीड़न के बावजूद, उम्मीद की जाती है कि वे शांत रहें। वे चुप रहती हैं क्योंकि उन्हें डर होता है, लेकिन अन्दर का ज्वालामुखी धीरे-धीरे जहरीले ज्वालामुखी में बदल जाता है। यह ज्वालामुखी मौका पाते ही कटाक्ष और उग्र शब्दों के रूप में उसके मुंह से बाहर निकलता है।

पुरुषों में जिस्मानी ताकत होती है जो औरत में नहीं होती। वे शारीरिक रूप से उग्र नहीं हो सकतीं, इसलिए शब्दों के जरिए उग्र हो जाती हैं।

हां! एक बात और

आमतौर पर महिलाएं
विनम्र होती हैं जैसा कि
उन्हें होना चाहिए।
मौका मिलने पर वे
शब्दों के जरिए उग्र
हो जाती हैं क्योंकि स्वयं को
व्यक्त करने का उनके पास यही
एकमात्र साधन है।

इसकी वजह एकदम सीधी है। पुरुष में जिस्मानी ताकत होती है जो औरत में नहीं होती। वे शारीरिक रूप से उग्र नहीं हो सकतीं, इसलिए शब्दों के जरिए उग्र हो जाती हैं। जब भी उन्हें मौका मिलता है, समाज, परिवार के प्रति उनका गुस्सा, कड़वे 'डायलॉग्स' की झड़ी के रूप में बाहर निकलता है जो सुनने वाले को बेध देता है। इससे कोई फर्क नहीं पड़ता कि वह कितना बोलती है, दीगर बात यह है कि उसका कोई असर नहीं होता, क्योंकि-

(अ) या तो वह एक 'टेप रिकार्डर' की तरह बोलती ही रहती है, या फिर भावनाओं में घिरी एक मूर्ख की तरह बात करती है। जब भी वह बोलती है, उसके दिमाग पर दिल हावी होता है। वह अपना दुःख-दर्द सामने रखने के साथ-साथ नया दर्द भी मोल ले लेती है।

(ब) जब उसका मन करता है तभी बोल पड़ती है, जब जरूरत होती है तब नहीं बोलती। वह अपने दुःख-दर्द को छुपाकर रखना पसन्द करती है और उस समय बोलती है जब बाकी सब लोगों के लिए उस दुःख-दर्द का कोई मतलब ही नहीं रह जाता।

(स) अगर कोई भी महिला तुरन्त ही मसले पर बात करती है, तो वह इतनी भावनात्मक हो जाती है कि सही शब्दों का ही चयन नहीं कर पाती। अगर सहमत होती है, तो बहुत ज्यादा उत्तेजित हो जाती है। अगर असहमत होती है, तो ज्वालामुखी बन जाती है।

शादी के पूर्वाभिमुख

(Marriage Oriented)

"अपने आपको खत्म कर दो। सिर्फ दूसरों के लिए जियो और अपने पति और सास-ससुर की सेवा करो। तभी तुम स्वर्ग में जाओगी।" यह पाठ एक स्वयं भू (Self-proclaimed) समाज सुधारक पढ़ा रहे हैं जो आदर्श 'बहुएं' बनाने का बीड़ा उठाए घूम रहे हैं।

यह श्रद्धेय समाज सुधारक मध्य प्रदेश में भोपाल के पास

*अपने स्कूल में लड़कियों को विवाह योग्य उम्र के पाठ पढ़ा रहे हैं। वे बोलते हैं और लड़कियां सुनती हैं, "किसी भी घर का चीफ एक्जेक्यूटीव ऑफिसर बनने के लिए, तुम्हें उस घर के हर सदस्य की मानसिकता समझनी चाहिए। उनकी हर इच्छा के आगे झुक जाओ, हर आदेश का पालन करो, और तुम्हारे सास- ससुर और पति जो कुछ भी कहते हैं, उसे आंख बन्द करके मान लो। फिर देखना, आने वाले समय में तुम उस घर पर राज करोगी।" यह कहना है उस 'सोशल वर्कर' का जो पिछले सोलह साल से भारतीय संयुक्त परिवार (जॉयन्ट फैमिली सिस्टम) व्यवस्था को बचाने के लिए काम कर रहे हैं और उन्होंने इस सारी समस्या की जड़ खोज ली है-'षडयंत्रकारी बहू।'**

यह बीसवीं शताब्दी का स्कूल नहीं है। यह इक्कीसवीं शताब्दी में चल रहा स्कूल है, जो हमारे सामने 4000 से ज्यादा लड़कियों को 'ट्रेन्ड' करने की डींग हांक रहा है। क्या वाकई यह 'कहानी घर-घर की' है?

'शादी'-इस शब्द की गूंज हर लड़की के कानों में उस समय से गूंजती रहती है जब वह शादी के असल मायने भी नहीं जानती। वह इसे किसी सपने के पूरे होने जैसा सोचती है।

बाल गीतों में भी राज कुंवर जी, दूल्हे राजा, डोली आदि की बात की जाती है। वह यह मानते हुए ही बड़ी होती है कि उसे, उस दिन का इन्तजार करना चाहिए जब एक राजकुमार आएगा और उसे सपनों की दुनिया में ले आएगा। उसे यह विश्वास दिलाया जाता है कि शादी की डोली पहुंचने के लिए वह इंतजार करती रहे।

जब कोई 'टीचर' (शिक्षक) एक आदर्श बहू (ideal daughter-in-law) के कर्त्तव्य पढ़ाता है तो, वे कुछ अनर्गल से लगते हैं। परंतु हर घर में इस तरह के पाठ पढ़ाने वाले लोग होते हैं, जो इस तरह के कर्त्तव्यों का पालन करते हैं और नई पीढ़ी के लिए एक रास्ता तैयार करते हैं, ताकि वे ठीक से इस राह पर चल सकें।

---

* द टेलीग्राफ लुक, कोलकाता, रविवार, 2 फरवरी, 2003

अपनी दादी या नानी का ध्यान करिए और अपने आप से पूछिए :

क्या वो आपके दादा/नाना की परछाईं की तरह नहीं थी?

क्या वे आपके दादा/नाना की बात सुनकर उसी पर नहीं अड़ी रहती थीं? क्या वे सारे दिन रसोई में ही हाथ-पांव नहीं मारती रहती थीं?

क्या वे अपने बेटे और बेटी में अन्तर नहीं करती थीं।

और नजदीक जाइए।

अपनी मां को देखिए और उनके बारे में सोचिए। क्या वे घरेलू काम-काज से थकी हुई उसके बोझ तले दबी हुई नहीं लगतीं?

क्या आप उन्हें हमेशा अपनी बेटी की शादी से जुड़ी चिन्ताओं में घिरा नहीं पातीं?

अगर आप उनकी शादी-शुदा बेटी हैं, क्या वे आपके ससुराल वालों और पति के सामने झुक नहीं जातीं?

बचपन से ही उसकी मानसिकता में शादी के उसूल बिठा दिए जाते हैं :

1. लड़की को हमेशा 'एडजस्ट' करना पड़ता है। इसलिए बहुत ज्यादा उम्मीदें मत रखो।
2. चिड़चिड़े मत बनो। नहीं तो अपनी ससुराल में क्या करोगी?
3. 'करियर' बनाने के लिए पढ़ाई-लिखाई करो। ठीक है। लेकिन कौन जानता है तुम्हारा पति या उसके घर वाले, तुम्हारा काम

हां! एक बात और

इस बात से कोई फर्क नहीं पड़ता कि नतीजे क्या होंगे, लेकिन भारत में शादी करना जरूरी है।

करना पसन्द करें या न करें।

4. अपने ससुराल वालों के दिल में अपने लिए जगह बनाओ।
5. `टॉर्चर' (यातनाओं) को सहन करो। तुम्हारे माता-पिता के बारे में थोड़ी बहुत शिकायतें होना और उत्पीड़न आम बात है। अपने सास-ससुर से कभी जुबान मत लड़ाओ।

इस तरह लगभग हर लड़की, इस कठोर-शासन का पालन करने लगती है, जैसे यह कहना- एक `जनरल प्रैक्टिस' है।

आजकल औरत की दुनिया बदल रही है। वह `करियर' चुनती हैं। उसकी शादी हो जाती है। वह अच्छा जीवनस्तर बनाने के लिए काम करती हैं। कई बार वह स्वयं के साथ हुए अत्याचार बयान भी करती है। पर फिर भी वह इस बात की पूरी कोशिश करती हैं कि उसकी शादी हर हालत में बनी रहे। वे बड़ी से बड़ी यातनाएं सहती हैं, वे अपनी `आत्म-सम्मान' से भी समझौता कर लेती हैं, उन्हें मानसिक शोषण की आदत पड़ जाती है। यह शोषण, शारीरिक शोषण में भी बदल सकता है क्योंकि वे अपनी शादी को सबसे ज्यादा महत्त्व देती हैं। लेकिन सच्चाई यह है कि 90% शादियां चारदीवारी के भीतर टूटी हुई ही होती है।

सच्चाई यह है कि 90% शादियां चारदीवारी के भीतर टूटी हुई ही होती हैं।

कोई भी औरत जब तक संभव हो, तब तक शादी से बंधे रहना चाहती हैं, क्योंकि-

(अ) इससे कोई फर्क नहीं पड़ता कि वह कितनी `ऐजुकेटिड' (शिक्षित/पढ़ी-लिखी) है, उसे शादी टूट जाने पर होनेवाली सामाजिक बुराई का भय सताता है।

(ब) उसे सिर्फ एक ही लक्ष्य के साथ पाला-पोसा, बड़ा किया जाता है- शादी। उसे यह बिलकुल नहीं पता होता कि नई शुरुआत कैसे करनी है। उसे पता ही नहीं होता, क्या करना है।

(स) अगर उसके बच्चे हैं, तो वह अपने बच्चों की खातिर शादी कायम रखना चाहती है। वह उनकी निगाह में अपराधी नहीं बनना चाहती। वह नहीं चाहती कि वह कड़वे अनुभव से गुजरें।

(द) कोई भी रिश्तों को तोड़ना नहीं चाहता। 'मैरिज ओरिएन्टिड' होने की वजह से, वे स्वयं को मानसिक रूप से इसके लिए तैयार नहीं कर पाती।

वह एक अच्छी दोस्त है। हम स्कूल में एक साथ पढ़ते थे। उसने 'इन्जीनियरिंग' की थी। उसके बाद उसने 'मैनेजमेन्ट' की डिग्री ली। इसके बाद उसी के साथ पढ़ने वाले एक लड़के से उसकी 'अरेंज मैरिज' हो गई। 'परिवार' भी एक-दूसरे को जानते थे। शादी के बाद वह एक 'मैट्रो' (महानगर) में चली गई। कुछ समय तक उन दोनों ने काम किया। उसने महसूस किया कि उसके पति पैसे के मामले में काफी कंजूस है। लेकिन उसने (पत्नी) इस तरफ ज्यादा ध्यान नहीं दिया।

"अच्छा है कि हम कपड़े खरीदने और बाहर खाने में फिजूल खर्च नहीं करते," उसने स्वयं को तसल्ली देते हुए मुझे बताया।

वह गर्भवती हो गई, और उसने नौकरी छोड़ दी। उसने यह बात मुझे बताई। वह बहुत खुश थी। तीन महीने बाद, उसने अचानक अपने पति के बदलते व्यवहार के बारे में 'कैजुयली' (अनौपचारिक रूप से) बताया। वह इस बात पर जोर दे रहा था, कि वह (पत्नी) अपने माता-पिता के घर चली जाए। शायद वो (पति) 'ऐक्स्ट्रा केयरफुल है', उसने फिर दलील दी और अपना सामान बांध लिया।

जब वह छोटी सी बच्ची के साथ वापिस आई, तो कुछ समय बाद उसने फिर से काम करने का फैसला किया। पति ने मना कर दिया। "वे चाहते हैं कि कुछ समय तक मैं बच्चे का ध्यान रखूं।" उसने मुसकराते हुए, एक और

दलील दी। धीरे-धीरे उसने घर-खर्च के लिए दिए जाने वाले पैसे भी कम कर दिए और उसने वह भी साफ कर दिया कि इतने ही पैसों में घर चलाना पड़ेगा। उसने हर खर्च पर निगाह रखना शुरू कर दिया, यहां तक कि रोज खर्च होने वाली चीनी पर भी।

'वेल एजुकेटिड' लड़की यह सोचकर दो साल तक सब कुछ सहती रही कि जब वह काम करने लगेगी तो सब ठीक हो जाएगा।

अब उसके पति ने कह दिया है कि वह काम नहीं करेगी। उसके (पति का) 'प्रमोशन' हो गया है और यथास्थिति बनी रहेगी।

शादी करने की ये कुछ 'सौगाते' हैं। पहले तो पति, पत्नी पर कुछ खर्च नहीं करना चाहता। दूसरे, वह पत्नी पर दबंग बने रहना चाहता है। शायद, पिछले मामले में पति अपनी पत्नी की 'कैरियर अडवांसमैंट' से डरता था, क्योंकि पत्नी व्यवसायिक रूप से (professionally) ज्यादा 'टैलेन्टिड' थी और बहुत ऊपर तक जा सकती थी।

प्रेम के विचार से ही प्यार करना

(Lovers of The Idea of Love)

बचपन से ही दिमाग में शादी का सपना लेकर बड़े होने के कारण, लड़की 'प्रेम' (Love) हो जाने का इन्तजार करती रहती है।

"हर लड़की, उस लड़के से प्यार कर बैठती है जिससे वह सबसे पहले मिलती है।"

भारत में यह बात बिलकुल सच है, क्योंकि हर लड़की उस राजकुमार क़े लिए उत्सुक रहती है, जो उसके अनुसार उसी के लिए बना होता है।

हां! एक बात और

कहीं न कहीं कोई है' के लुभावने `कॉन्सेप्ट' ने लड़कियों को जासूस बना दिया है। वे हर लड़के को `प्रॉस्पैक्ट' (भावी उम्मीदवार) के रूप में देखती है, और उसे अपने `लाईफटाईम अचीवमैन्ट अवार्ड' के रूप में पाने को बेताब रहती है।

जैसे-जैसे वह अपने सौंदर्यबोध के साथ बड़ी होती है, वह चुपचाप उसे देख रही निगाहों को गिनती रहती है। जब उसकी ख़ूबसूरती की तारीफ की जाती है, जब कोई उस पर मोहित हो जाता है, वह गर्व अनुभव करती है। वह महसूस करती है कि वह अपने मुकाम पर पहुंच गई है। उसे इस बात का अहसास नहीं होता कि यह आकर्षण उसके भविष्य के लिए घातक हो सकता है। आमतौर पर यह उसकी आजादी खत्म होने की शुरुआत होती है। वह इस आकर्षण का शिकार हो जाती है, चूंकि उसे, इस 'कोई' का इन्तजार करने के लिए 'ट्रेन्ड' किया जाता है।

वह, इस बात का अन्दाजा नहीं लगा पाती कि जो व्यक्ति उसकी ख़ूबसूरती की तारीफ कर रहा है, हो सकता है उसकी तारीफ कभी न करे। वह इस अन्तर को नहीं समझ पाती है, क्योंकि वह अपने ऊपर हुई इस 'ध्यान वर्षा' में नहाई होती है। उसे पुरुषों के ध्यान, विचारों, उनकी जरूरतों की इज्जत करना सिखाया जाता है, वह बहुत अच्छा महसूस करती है।

उसमें, दूसरों को देने, विश्वास करने, पोषण करने के गुणों का समावेश होता है, इस कारण वह उस व्यक्ति के प्रति जल्दी आकर्षित हो जाती है, जो उसे (लड़की के) खास होने का अहसास कराता है। उसे भी राजकुमारी होना बहुत अच्छा लगता है, लेकिन वह इतनी खुशकिस्मत नहीं है। वह इस बात का अहसास नहीं कर पाती, कि यह सब कुछ आने वाले तूफान से पहले की खामोशी है। उस तूफान की शुरुआत तब होती है जब वह इस आकर्षण को अपना जीवन समर्पित करने की ठान लेती है।

वह, इस बात का अन्दाजा नहीं लगा पाती कि जो व्यक्ति उसकी ख़ूबसूरती की तारीफ कर रहा है, हो सकता है उसकी तारीफ कभी न करे।

पुरुष हमेशा से नारी को आकृष्ट

करता रहा है और 'खूबसूरती की पूजा' से आकर्षण के आधार पर होने वाली शादियां जन्म लेती हैं, जो उतनी ही जल्दी टूट जाती है, जितनी जल्दी होती है।

वह इस बात का अन्दाजा नहीं लगा पाती कि जो व्यक्ति उसकी खूबसूरती की तारीफ कर रहा है, हो सकता है उसकी तारीफ कभी न करें।

औरत, उस प्यार की उम्मीद करती है जो उसके भीतर तक जाए, वह खुद उसमें और गहराई तक जाए, जो खूबसूरती से परे दिल के करीब हो, लेकिन ऐसा नहीं होता। यह पुरुष की गलती नहीं है क्योंकि वह प्यार की इन गहराइयों, विस्तार का वादा खुद कभी नहीं करता।

वह शादी को एक और पड़ाव पा लेने की तरह लेता है।

वह शादी को जिंदगी भर की उपलब्धि की तरह लेती है।

वह शादी को जरूरत की तरह लेता है।

वह शादी को जिन्दगी के 'प्राण' की तरह लेती है।

वह शादी को घर बसाने के लिए जरूरी 'जंक्शन' की तरह लेता है।

वह शादी को एक विस्तृत यात्रा की तरह लेती है।

सारी समस्या यही है। महिला का विवाह के प्रति संपूर्णता का आग्रह ही मूल समस्या है।

जब मैं 'प्यार' के बारे में लिख रही थी, तो मैंने मिसेज गुप्ता से बात की। उनकी 'लव मैरिज' हुई थी और आठ साल बाद 'डायवोर्स' हो गया। अच्छी दोस्त होने के नाते, मैंने उनसे सीधे-सीधे पूछ लिया, 'बताइए, लव मैरिज होने के बावजूद आपकी शादी टूट क्यों गई?"

"ओह, अब तो इस बात को चौदह साल हो चुके हैं, तुम आज क्यों पूछ रही हो?" परेशान होने के बजाए उनकी आवाज में हैरानी ज्यादा थी।

"क्योंकि एक औरत होने के नाते मैं जानना चाहती हूं।" मैंने खुलना शुरू कर दिया।

"देखो, वैसे तो कोई भी शादी टूट सकती है। 'इण्डिया' में लव मैरिज और अरेंज मैरिज में कोई अन्तर नहीं होता।"

"कैसे?' मैंने उत्सुकता के साथ पूछा।

"यह मेरा 'एक्सपीरिएन्स' है।" उन्होंने अपनी बात शुरू की, "हमारी सोसाइटी में लड़की की शादी लड़के से नहीं होती, उसके सारे घर से होती है। लव मैरिज में लड़की, लड़के को तो जानती है, लेकिन उसे बाद में पता चलता है कि उसकी जिन्दगी लड़के के घरवालों और भाई, बेटा वाले 'रोल' के चारों तरफ घूमेगी। इसलिए लव मैरिज और अरेंज मैरिज दोनों एक-सी ही होती है।"

"लेकिन 'लव मैरिज़िज' ज्यादा टूटती हैं।" मैंने अपना 'डाउट' (शंका) साफ करना चाहा।

"हां, जो लड़की अपने प्यार के लिए शादी करने की हिम्मत कर सकती है वह प्यार न मिलने पर शादी तोड़ भी सकती है। अन्तर सिर्फ फैसला लेने की क्षमता का होता है। वैसे तो 'वाईफ' घुटन ही महसूस करती है, चाहे वह लव मैरिज हो या फिर अरेंज मैरिज, लेकिन अपने लिए खुद कोई फैसला हर औरत नहीं ले पाती।" मिसेज गुप्ता ने साफ किया।

"इसका मतलब 'जॉयन्ट फैमिली' शादी बर्बाद कर देती है।" मैंने बात आगे बढ़ाने की कोशिश की।

"नहीं, नहीं ऐसा बिलकुल नहीं है। फैमिली तो लव मैरिज और अरेंज मैरिज के लिए एक जैसी होती है। लड़की के पति का परिवार उनके साथ रहे या न रहे, लड़की हमेशा उनके साथ जुड़ी होती है। अगर वे लड़की-लड़के के साथ नहीं रहते, तब भी शादी को प्रभावित करते हैं।"

"लेकिन शादियां सिर्फ, उन्हीं की वजह से नाकामयाब नहीं होतीं। उनके 'फेल' होने में बहुत से कारण हो सकते हैं।" उन्होंने कहा।

मैं समझती हूं, सबसे बड़ा कारण एक-दूसरे से उम्मीदों का मेल न खाना है। औरत द्वारा शादी को दिया गया महत्त्व आगे चलकर `छलावा' (disillusion) साबित होता है।

औरत द्वारा शादी को दिया गया महत्त्व आगे. चलकर `छलावा' (disillusion) साबित होता है।

अत्यधिक अनुकूल होना

(Overadaptive)

भारतीय नारी के दिल और दिमाग दोनों की बारी बाद में आती है। वह अपनी `ड्यूटी' के प्रति सचेत रहती है। इससे कोई फर्क नहीं पड़ता कि वह क्या सोचती है और कैसा महसूस करती है, वह वही करती है जिसकी उससे उम्मीद की जाती है और यही ज़रूरी माना जाता है। इसीलिए भारतीय नारी हर रोज कई किलोमीटर दूर से पानी भर कर ला सकती है, एक `आदर्श पति' की पिटाई सह सकती है। यह तो वही है, जो रोजी-रोटी भी कमाए और मार भी खाए। वही है जो बच्चों की देखभाल करे और यह भी जताए कि कुछ हुआ ही नहीं। वही है जो एक खुशहाल घर की छवि बनाए रखती है, जहां वाकई में ऐसा कुछ भी नहीं होता। लेकिन क्यों?

(अ) वह अपने परिवार के हर सदस्य को हमेशा खुश रखने में लगी

वह अपनी `ड्यूटी' के प्रति सचेत रहती है। इससे कोई फर्क नहीं पड़ता कि वह क्या सोचती है और कैसा महसूस करती है।

पहले दिन से ही लड़कियों को जिम्मेदारी महसूस करने के उद्देश्य से तैयार किया जाता है। उन्हें पूरे परिवार और परिवार के साथ-साथ पूरे समाज के प्रति जिम्मेदारी महसूस करने के लिए तैयार किया जाता है।

रहती है। वह मेहनत वाले, समय लेने वाले हर तरह के काम करती है, ताकि कोई भी उसकी निन्दा न करे। हालांकि उसे यह भी पता रहता है कि सभी काम पूरे करने के बाद भी उसे तारीफ नहीं मिलेगी लेकिन निन्दा नहीं होना ही उसके लिए काफी होता है। वह ठीक से किए गए काम के लिए ही संतुष्टि का अहसास कर लेती है।

(ब) पहले दिन से ही लड़कियों को जिम्मेदारी महसूस करने के उद्देश्य से तैयार किया जाता है। उन्हें परिवार और परिवार के साथ-साथ पूरे समाज के प्रति जिम्मेदारी महसूस करने के लिए तैयार किया जाता है। नतीजा यह होता है कि **`रिस्पॉन्सिबिलिटी'** (जिम्मेदारी) का कीड़ा उनके दिमाग में बहुत बड़ा हो जाता है।

(स) उन्हें हमेशा से अपने लिए फैसले न लेने का मंत्र पढ़ाया जाता है। वे अपना भला-बुरा मां-बाप पर छोड़ देती हैं और खुद फैसले लेने की खुशी का स्वाद वे कभी नहीं चख पाती है। `ड्यूटी' उन्हें अपनी जिन्दगी का `चार्ज' लेने से हमेशा दूर रखती है।

मुझे अपनी दोस्त आरती याद है जो एम एन सी में नियुक्त की गई थी। `फाईनल इन्टरव्यू' के दौरान उससे वह `डिविजन' चुनने के लिए कहा गया जहां वह ट्रेनिंग करना चाहे। उनकी `ट्रेनिंग' कहां होगी, इसका फैसला होना बाकी था, उसे तीन दिन के अन्दर `इन्फॉर्म' (सूचित) करना था। उसने `कस्टमर केयर डिविजन' चुना और मुम्बई में एक महीने की `ट्रेनिंग' के लिए फॉर्म भर दिया।

`ड्यूटी ड्रिवन' (कर्त्तव्य पालन) होने के कारण औरत अत्याधिक अनुकूल (overadaptive) हो जाती है। अत्यधिक अनुकूल हो जाना (overadaptation) उन्हें बाहर से एक मशीन और अन्दर से कुंठित पिंजर बना देता है।

औरतों को सूचनाओं का आदान-प्रदान (जानकारी बांटना) करना बहुत अच्छा लगता है, इसलिए घर आकर उसने अपनी `च्वाईसं' (पसन्द) `पेरेन्ट्स' को बता दी। "अगर मैंने `प्रोडक्ट डिवैलपमैन्ट' चुना होता, तो मुझे `ट्रेनिंग' के लिए दिल्ली भेजा जाता।" उसने कहा। "लेकिन मैं `इन्ट्रैस्टिड' ही नहीं थी।" `लेकिन तुम्हें, हमसे भी तो पूछना चाहिए था," उसकी मां ने शिकायत भरे अंदाज में कहा।

"लेकिन मैं `कस्टमर केयर' में जाना चाहती थी। मेरे पास दोनों का `स्पेशलाईजेशन' है लेकिन मुझे अपने `इन्ट्रैस्ट' मालूम हैं। `एनीवेज' आपको इसके बारे में कुछ नहीं पता," आरती ने कहा।

"फिर भी सलाह लेना तुम्हारी ड्यूटी है," उसकी मां दहाड़ीं।

यह कुछ इस तरह लगता है कि पीढ़ी-दर-पीढ़ी लड़कियों को इस `ड्यूटी' की छड़ी से हांका जा रहा है। `ड्यूटी ड्रिवन' (कर्त्तव्य पालन) होने के कारण औरत अत्यधिक अनुकूल (overadaptive) हो जाती है। वे हर व्यक्ति की मदद करती रहती हैं और सोचती हैं कि यह उनकी `ड्यूटी' है। इस तरह अत्यधिक अनुकूल हो जाना (overadaptation) उन्हें बाहर से एक मशीन और अन्दर से कुंठित पिंजर बना देता है।

हां! एक बात और

अधिकांश महिलाओं को एक ही शब्द से परिभाषित किया जा सकता है-निर्भर (डिपैन्डैन्ट)। वे भावनात्मक, आर्थिक और भौतिक हर तरह से निर्भर होती हैं। यहां तक कि एक स्कॉर्फ खरीदने के लिए भी उन्हें सलाह लेनी पड़ती है और उनसे इस बात की उम्मीद भी की जाती है।

आर्थिक फैसलों में निर्भर होना

(Dependent in Monetary Decisions)

मैं इन दोनों औरतों से नागपुर में एक 'रिलेशन शिप सेमिनार' के दौरान मिली थी। मिसेज 'नलिनी मुले' 'हाऊस वाईफ' (गृहिणी) थीं और मिसेज शोभना जैन 'डैन्टिस्ट' (दन्त चिकित्सक) थीं। मैंने उन दोनों से उनके घर के 'फाईनैंशियल मैनेजमैंट' के बारे में पूछा।

पहले शोभना ने बताया, 'मेरी अर्निंग्स (कमाई) घर के खर्चों के लिए इस्तेमाल की जाती है और मेरे पति की तनख्वाह की बचत की जाती है।'

मैंने पूछा, 'क्या आप 'बजट' बनाकर, बजट के हिसाब से चलते हैं?'

'नहीं, आमतौर पर ऐसा नहीं होता। लेकिन मैं अपने पति को खर्चे का पूरा हिसाब देती हूं।'

"तुम्हें हिसाब देना पड़ता है," मैंने कहा, हालांकि मैं यह जानती थी कि ऐसा कहना ठीक नहीं है।

"हां, अगर मैं 'डैकोरेशन' (सजावट), ब्यूटी पार्लर या गिफ्ट्स में खर्चा करूं, तो ये उन्हें बिलकुल पसंद नहीं है," उन्होंने बहुत मासूमियत के साथ कहा।

मैंने नलिनी की तरफ देखा जो इसे बिलकुल भी जरूरी नहीं समझती थी।

"नलिनी जब आप पैसे मांगती हैं, तो आपको बुरा नहीं लगता?" मैंने पूछा।

"नहीं वो हर महीने मुझे एक बंधी-बधाई रकम दे देते हैं।" उन्होंने बताया।

"लेकिन क्या आपको यह नहीं लगता कि आप छोटी-छोटी चीज के लिए भी उन पर निर्भर रहती हैं?" मैंने कुछ और जानने की कोशिश की।

"हां, उस वक्त जरूर बुरा लगता है जब वे मेरी खरीदी हुई चीजों के बारे में पूछताछ करते हैं।"

'जैसे?" मेरी उत्सुकता और बढ़ गई।

"ऐसा खास कुछ नहीं। कुछ समय के लिए बुरा लगता है। बस और कुछ नहीं। अगर मैं किसी महीने ज्यादा तेल खरीद लूं या दूध का बिल बढ़ जाए वो पूछ लेते हैं। किसी भी 'केस' (मामले) में मैं दिए गए पैसे से ज्यादा खर्च नहीं करती।"

"अगर मौका दिया जाए तो क्या आप 'अर्न' (earn) करना चाहेंगी?" मैंने आखिरी में पूछा।

"मुझे 'जॉब' कौन देगा?" उन्होंने तुरन्त कहा।

"मुझे कमाने की जरूरत नहीं है। मेरी फैमिली में 'पर्फेक्ट वैलेंस है। वो कमाते हैं, और मैं पूरा घर संभालती हूं।" उन्होंने अपने अन्दर की सारी बात मेरी तरफ बिना देखे ही कह डाली।

चाहे वे (महिलाएं) कमाती हों या न कमाती हों, अपनी मर्जी से खर्च नहीं कर सकतीं। पुरुष महसूस करते हैं कि उनकी (महिलाओं की) इच्छाएं पैसे की बर्बादी है।

मैंने कई औरतों को जाना है और एक औरत होने के नाते यह बात खुद महसूस की है। जब भी किसी औरत से पैसों का हिसाब-किताब लिया जाता है, उन्हें बहुत बुरा लगता है। औरत आर्थिक रूप से शक्तिहीन (Financially Powerless) क्यों हैं?

(अ) एल्विन टॉफ्लर ने ठीक ही कहा है, दुनिया में तीन तरह की ताकत है - ज्ञान (knowledge), पैसा (money) और हिंसा (violence)। ज्ञान को नियंत्रित नहीं किया जा सकता, इसे महिलाओं से पूरी तरह दूर नहीं रखा जा सकता, इसलिए वे किसी न किसी तरह का ज्ञान जरूर पा लेती हैं।

पैसा, ताकत है, हिंसा, ताकत है। पुरुष इन दोनों कों अपने कब्जे में रखना चाहते हैं। पुरुष चाहते हैं कि पैसे पर उनका नियंत्रण रहे क्योंकि पैसा महिलाओं को इस दुनिया में सुरक्षित और विश्वस्त बना देता है। पैसा उन्हें निर्णायक और स्वाबलम्बी बना देता है।

(ब) औरतें पैसे की कीमत अच्छी तरह जानती हैं, चूंकि उनके माता-पिता शुरू से उन्हें इसकी कीमत बताते रहते हैं। उन 2% परिवारों को एक तरफ छोड़ते हुए जहां पैसे की कीमत बचपन से नहीं बताई जाती, आमतौर पर लड़कियां पैसे की कीमत का अहसास रखती हैं। उन्हें बचत की `ट्रेनिंग' दी जाती है। अब, मध्यमवर्गीय परिवार (खासतौर पर `मैट्रो' और `सेमी मैट्रो' में) `वर्किंग वूमैन' (कामकाजी औरत) की सोच के प्रति जागरूक हो रहे हैं। इसका कारण यह बिलकुल नहीं है कि औरतों को थोड़ी आजादी मिल जाए, बल्कि इसकी असली वजह पैसे की बढ़ती हुई जरूरत है। इसलिए महिलाओं को पैसा कमाने की `ट्रेनिंग' मिल रही है, लेकिन खर्च करने की `ट्रेनिंग' की कमी अब भी है। मैं ऐसी बहुत-सी महिलाओं से मिली हूं, जो खर्च तो करना चाहती हैं लेकिन करती नहीं हैं क्योंकि वे उनके बारे में होने वाली पूछताछ पसन्द नहीं करतीं।

इस तरह महिलाओं को पैसा कमाने की 'ट्रेनिंग' मिल रही है लेकिन खर्च करने की 'ट्रेनिंग' की अब भी कमी है।

मेरी एक `कज़िन' ने मेरे साथ यह छोटी-सी घटना `शेयर' की। हालांकि बात तो बहुत छोटी-सी थी, लेकिन इससे पूरे `एटिच्यूड' का पता चलता है। मेरी `कज़िन' एक `बैंक इम्पलाई' है। उसकी `सैलरी' भी बहुत अच्छी है। उसने मुझे बताया- "हमारा धोबी सुबह कपड़े `प्रैस' के लिए लेने आता है। आमतौर पर मैं कपड़े गिन कर बांध देती हूं। एक बार मैं

ऑफिस के लिए तैयार हो रही थी और वह (धोबी) आ गया। मेरी सास ने उसे कपड़े दे दिए। मैंने अन्दर से चिल्ला कर कपड़े कितने हैं, यह बता देने को कहा। इस समय तक उन्होंने कपड़े गिनना शुरू कर दिया था। दो मिनट बाद, वे वापिस चिल्लाईं, "इनमें तीन ब्लाऊज़ तुम्हारे भी हैं।"

मैंने कहा, "तो क्या हुआ?" मेरी आवाज में गुस्सा था।

"मेरी सास ने मुझसे तो कुछ नहीं कहा लेकिन बाद में इसे बहुत बड़ा मुद्दा बना लिया। इस बात की शिकायत उन्होंने मेरे 'पति' और 'ससुर' दोनों से की। उन्हें मेरे सवाल करने वाले अंदाज पर गुस्सा आ गया। मैं उनके इस 'एटीच्यूड' को देखकर पागल हो गई। उन्हें इतनी छोटी-सी बात में भी फैसला कराने की जरूरत पड़ी? क्या उन्हें मेरे कपड़े 'आयरन' होने के लिए देने पर नाराजगी थी? क्या उन्हें इतनी छोटी-सी बात के लिए मुझ पर हुकुम जताने की जरूरत थी? क्या मुझे दो-पैसे अपने ऊपर खर्च करने की भी आजादी नहीं है।"

मेरी 'कजिन' को बहुत धक्का पहुंचा। उसने इस सारे मामले पर बवाल मचा दिया, लेकिन उसकी सारी प्रतिक्रिया कमाने के बावजूद अपने ही ऊपर खर्च करने की आजादी न होने पर थी।

अगर औरतें अपने ऊपर खर्च करें तो उन्हें स्वार्थी समझा जाता है। मैंने ऐसी औरतें भी देखी हैं, जिन्हें अपनी जरूरतें पूरी करने के लिए, अपने ऊपर खर्च करने में ग्लानि महसूस होती है। अगर कोई कपड़ा या एन्टीक (दुर्लभ चीज) या किताब या कोई इलैक्ट्रॉनिक गैजेट खरीदती हैं तो उन्हें सैल्फ-सैन्टर्ड (आत्म-केन्द्रित) माना जाता है। आखिरकार, पहले उन्हें अपने बच्चों और बाकी परिवार पर खर्च करना चाहिए।

जस्टिस लीला सेठ ने इस बनावटी परत को तोड़ दिया और वे दिल्ली उच्च न्यायालय की पहली महिला जज बनी लेकिन फिर भी भेदभाव का सामना करना पड़ा। उन्हें इस

*बात का पता उस समय चला जब उन्हें यह बताया गया कि वे अपनी मां के 'मेडिकल बिल' के 'ऑफिशियल रीइम्बर्समेन्ट' की हकदार नहीं है, जबकि 'पुरुष जज' थे। इसकी वजह यह दी गई कि 'मां' की देखभाल 'पुरुष' ही करते हैं।**

निश्चय नहीं कर पाती

(Not Assertive)

वह दावे के साथ कुछ कर या कह नहीं पाती है। वह बिना किसी को दु:ख या चोट पहुंचाए अपनी सोच को स्पष्ट रूप से प्रकट नहीं कर पाती है। संतुलन (Balance) की आमतौर पर कमी रहती है। ऐसा इसलिए है क्योंकि-

(अ) महिलाएं परिस्थिति उन्मुखी (सिच्युएशन-ओरिएन्टिड) होती है। उनका रवैया (attitude) समय की प्रयोगात्मक (practical) जरूरतों पर हावी रहता है। उनका दिमाग (सोच) किसी भी चीज को बहुत अच्छी तरह परख सकता है। उनके साथ किए या कहे गए हर काम को वे विभिन्न तरीकों से बहुत अच्छी तरह भांप सकती हैं। उनकी सोच, उनसे कही गई हर बात की संभावनाओं को बहुत अच्छी तरह से परख सकती है।

महिलाएं परिस्थिति उन्मुखी सिच्युएशन-ओरिएन्टिड) होती है। उनका रवैया (attitude) समय की प्रयोगात्मक (practical) जरूरतों पर हावी रहता है।

* टाइम्स ऑफ़ इंडिया, 11 मई 2003

मुझे यह 'मेल' हमारी बेवसाइट के 'क्वेश्चन एंड ऑन्सर सैक्शन' में 'एटिच्यूड और बिहेवियर' से जुड़े मुद्दे पर मिली। "मैं औरंगाबाद में रहती हूं और एक FMCG कम्पनी के HR डिपार्टमेन्ट में बतौर असिस्टेंट मैनेजर काम करती हूं। मेरी 'फैमिली लाईफ' लड़खड़ा रही है। मैंने 'डायवोर्स फाईल' कर दिया है। छोटी जगह होने की वजह से मेरे ऑफिस के लोगों को मेरी 'लाईफ' में चल रही 'प्रॉब्लम' का पता चल गया है।

मैं एक 'कॉन्फिडेन्ट' और 'एफिशिएन्ट प्रॉब्लम सॉल्वर' (समस्याओं को सुलझाने वाली) औरत हुआ करती थी। लेकिन अब मैं यह महसूस करती हूं कि मेरे 'सबॉर्टिनेट्स' मुझे स्वीकार नहीं करते हैं। वे मेरे साथ कम दोस्ताना और टालमटोल करने वाले हो गए हैं।

नतीजा यह हुआ कि अब मैं महसूस करती हूं कि मैं 'सैल्फ कॉन्शियस' और दब्बू हो गई हूं। मुझे नहीं पता इससे कैसे निबटा जाए। प्लीज़ मेरी मदद करिए।

औरत को उसकी पीठ थपथपाने की जरूरत महसूस होती है। वह चाहती है कि कोई उससे कहे-"गो अहेड (बढ़ी चलो), तुम जो कुछ भी कर रही हो वह ठीक है।" अगर वक्त इसके खिलाफ हो जाए तो वह अपना संतुलन खो बैठती है।

औरतें बहुत जल्दी प्रभावित होती हैं और उतनी ही जल्दी अपने विचार भी बदल लेती हैं। महिलाएं 'इमेज-कॉन्शियस' होती हैं।

(ब) औरतें बहुत जल्दी प्रभावित होती हैं और उतनी ही जल्दी अपने विचार भी बदल लेती हैं। वे 'गुड मैनर्स' (अच्छी आदतों), अच्छे व्यवहार का शिकार हो जाती हैं और कई बार गलत जजमैन्ट भी कर बैठती हैं।

(स) महिलाएं 'इमेज-कॉन्शियस'

(छवि के प्रति सचेत) होती हैं। वे नहीं चाहतीं कि कोई भी उन्हें नापसंद करे। नतीजा यह होता है कि अगर उनके दिमाग में कोई भी 'कटु सत्य है, तो वे उसे बोलने से बचती हैं।'

अधिकार की चाह

(Possessiveness)

हमारे समाज में महिलाएं एक व्यक्तित्व न होकर माँ, बेटी, पत्नी की भूमिकाओं में ही बंधी नज़र आती हैं। इसी कारण वह बहुत कुछ सहती भी है। वे चाहे कोई भी भूमिका निभाएं, अगर इसी भूमिका में किसी दूसरे व्यक्ति को दखल होने लगे तो असुरक्षा का अनुभव करने लगती हैं। वे अपने सम्बंधों में असुरक्षा के बीच फंसी रहती है।

मां अपने बेटे पर अधिकार रखना चाहती है और पत्नी अपने पति पर अधिकार चाहती है और इसी कारण रस्सा-कशी पैदा होती है।

चूंकि एक औरत की जिन्दगी उसके पिता, पति या बेटे के आस-पास घूमती रहती है, इसलिए वह उनके प्रति बहुत 'पजैसिव' (अपना मानना) होती है। मां अपने बेटे पर अधिकार रखना चाहती है और पत्नी अपने पति पर अधिकार चाहती है और इस का नतीजा होता है, एक अजीब-सी रस्साकशी। इसी कारण हमेशा से चली आ रही सास-बहू नोंक-झोंक का जन्म होता है। जब बहू घर गें आती है तो, मां पूरी कोशिश करती है कि घर में किसी तरह का बदलाव न हो। बिना किरी छेड़-छाड़ के वह, बहू का उसी 'स्कीम' में 'एडजस्ट' हो जाने के लिए बहुत मेहनत करती है।

भारतीय नारी बहुत ज्यादा `पजैसिव' (अधिकार की चाह रखने वाली) होती है, क्योंकि -

(अ) असुरक्षा के कारण पजैसिवनैस का भाव पैदा होता है। भावनात्मक, आर्थिक और सामाजिक रूप से निर्भर होने के कारण वह हमेशा असुरक्षित रहती है।

(ब) उसका कार्य क्षेत्र सीमित होने की वजह से, उसका दिमाग बहुत ज्यादा समय के लिए `फ्री' रहता है। वह बहुत ज्यादा सोचती है और अपने ही कार्यक्षेत्र में अपना साम्राज्य खो देने से डरती है। जो महिलाएं `बिजी' रहती हैं और संतुष्ट हैं, अधिक सहनशील और समझदार होती हैं।

यही औरत है - रहस्य (enigma) **और सादगी** (simplicity) **का मिला-जुला रूप।**

भाग तीन

हल

(The Solution)

सुनो औरत

(Listen She)

हम इस बात पर चर्चा पहले ही कर चुके हैं कि महिलाएं क्या हैं और `औरत जो है सो क्यों?' यह हमें किसी भी औरत के `बैकग्राउंड' (पृष्ठभूमि) को गहराई से जानने में मदद करता है। आइए अब हम उस चीज को जानने की कोशिश करें जो एक औरत की जिन्दगी में नहीं होती। यह सब कुछ तो उसके पास है, लेकिन कुछ और भी होना चाहिए लेकिन नहीं है।

आपने बहुत-सी ऐसी किताबें पढ़ी या देखी होंगी जो हमें एक इंसान की तरह अपने आप को `मैनेज' करना सिखाती हैं।

आपने `रिलेशनशिप मैनेजमेन्ट' से जुड़ी बहुत-सी `पाथवेकिंग' (नया रास्ता दिखाने वाली) किताबें भी देखी होंगी, जो स्त्री-पुरुष के बीच अन्तर बताने के साथ-साथ संबंधों को बेहतर बनाने के लिए बहुत-सी `गाईड-लाईन्स' भी बताती हैं।

क्या आपने आज तक भारतीय नारी के लिए `लाइफ-मैनेजमैन्ट' (जीवन-व्यवस्थापन) पर कोई किताब देखी या पढ़ी है? शायद नहीं।.

यह किताब इसी लक्ष्य को लेकर लिखी गई है। यह किताब भारतीय नारी को समर्पित है। यह किताब उनके अनोखेपन का उत्सव मनाना चाहती है। यह किताब भारतीय नारी की जिन्दगी में एक खिड़की खोलना चाहती है जिसके जरिए वे खुद, अपने अन्दर देख सकें और `औरत' की असली ताकत को पहचानते हुए अपने व्यक्तित्व को तराशते हुए एक नई `औरत' की रचना कर सके।

यह किताब भारतीय नारी को समर्पित है। यह किताब उनके अनोखेपन का उत्सव मनाना चाहती है।

औरत, `आदमी' से बहुत अलग है। भारतीय नारी, बाकी सभी औरतों रो भी बहुत भिन्न है।

औरत, `आदमी' से बहुत अलग है। भारतीय नारी, बाकी सभी औरतों से भी अलग है।

इसलिए उसके लिए यह जानना बहुत जरूरी हो जाता है कि वह अपने-आपको व्यक्तिगत, सामाजिक और व्यवसायिक रूप से भी किस तरह व्यवस्थित (मैनेज) करे।

`डियर वूमैन' आइए, जिन्दगी की कुछ कुशलताओं की एक पूरी `सीरीज' देखें जिन्हें आप आत्मसात करें।

अपना दिमाग इस्तेमाल करें

(Use Your Mind)

हमारा दिमाग, एक कप में भरे पानी की तरह है। कुछ लोग चुस्कियां लेते हैं, कुछ लोग इससे गरारे करते हैं और कुछ पूरा पी जाते हैं।

हर औरत के पास दिमाग होता है, लेकिन संभव है कि उसे इसका अहसास हो या न हो कि उसके पास अपना दिमाग है। जो औरत अपना दिमाग इस्तेमाल करती है उसकी सोच भी अपनी होती है, जो शब्दों के साथ मिलकर विचार (opinion) बन जाती है। उसके विचार, किस्मत बनाने का मौका देते हैं।

औरत का दिमाग (SHE mind) जो कुछ कहा जाए, उससे कहीं ज्यादा सुनता है, ज्यादा विश्लेषण करता है और ज्यादा दोहराता है। नतीजा यह होता है कि उसकी सोचने की प्रक्रिया भी अधिक प्रतिक्रियाशील (Reactive) होती है।

एक लड़की या महिला अपना दिमाग इस्तेमाल करने से पहले अपने से बड़ों की बात को अच्छी तरह सुनती है और सुनने के बाद अपने दिमाग से कुछ अन्दाजा लगाने के बजाए किसी एक विचार (Opinion) पर चलने लगती है।

लड़की यही सोचती रहती है कि क्या पहने और किस तरह अच्छी दिखाई दे। एक औरत यह सोचती रहती है कि नाश्ते में क्या बनाना है और कौन-कौन से नए पकवान बनाए जाएं। इस तरह के सभी मुद्दे महत्त्वपूर्ण हैं लेकिन इसके अलावा भी बहुत से ऐसे मामले हैं, जो किसी भी व्यक्ति को जिन्दगी में बहुत अहमियत रखते हैं। ये सभी मामले `बड़े' लोगों के लिए खासतौर पर `पुरुषों' के लिए सुरक्षित रख दिए जाते हैं।

हां! एक बात और

प्रिय नारी,

पहले से ही

सोचने वाली

क्षमता रखिए।

(Become a proactive thinker)

`डियर शी' (प्रिय स्त्री), अपना यह रवैया बदलें।

आप, दूसरों के द्वारा आपके लिए, किए गए गलत फैसलों का दण्ड क्यों भुगतना चाहती हैं? आप उन फैसलों का आनंद क्यों उठाएं जो आपके द्वारा लिए न गए हों?

आप यह क्यों चाहती हैं कि आपसे जुड़े अच्छे फैरालों का फल और कोई भोगे?

कब तक आप, अपने लिए `सही' और `गलत' फैसलों के सुख-दुःख के अनुभव से बचती रहेंगी।

आप कब तक अपने प्रति जिम्मेदारियों से जी चुराती रहेंगी।

मैं एक `फैमिली ओकेजन' पर मीरा आंटी से मिली। वह मेरी मां की अच्छी दोस्त हैं। उनके पति शादी के दो साल बाद ही गुजर गए थे। 19 साल की उम्र में वे विधवा और आठ-महीने के एक बच्चे की मां थी।

एक बार मैंने अपनी मां से पूछा, "उन्होंने दुबारा शादी क्यों नहीं की?"

"इसके मां-बाप दूसरी शादी नहीं चाहते थे। वे उसे ताकतवर लड़की, `देवी' मानते थे। उन्होंने, उसकी अच्छी देखभाल की और समाज-सेवा में लग जाने के लिए प्रोत्साहित किया।" मेरी मां ने खुलकर बताया। आज वह चौवन साल की है और अपने बहू-बेटे के साथ रहती है।

"क्या वह शादी नहीं करना चाहती थी?" मैंने अपनी मां से पूछा।

"मुझे नहीं पता। न ही किसी ने उससे पूछा। उसने भी कभी कुछ नहीं कहा।" उन्होंने छोटा-सा जवाब दिया।

पैंतीस साल पहले, शायद उन्होंने सोचा ही न हो या अपनी सोच को बता न पाई हों।

छः महीने पहले मेरी एक स्टूडेन्ट अचानक तीन साल बाद मुझे मिली। उसने बताया कि वह `लॉ' (Law) पढ़ रही थी।

उसने खुद ही अपने पिछले तीन साल के अनुभव बताए। "मैडम! मैंने सब कुछ देख लिया। मेरी शादी हुई और एक साल के अन्दर 'डायवोर्स' भी 'फाईल' कर दिया। मैं विदेश गई और वापस भी आ गई," उसने शांत आवाज में कहा।

"गलत क्या हुआ?" मुझे धक्का लगा और मैंने पूछा।

"शादी के समय वो लोग बहुत सी चीज़ों की मांग रहे थे, कैश, और पता नहीं क्या-क्या। उस समय मेरे 'पापा' ने सब कुछ दिया। वे चाहते थे कि मैं आगे पढ़ूं और मेरे 'पापा' पर दबाव डालने लगे कि इस पढ़ाई का वे सारा खर्च उठाएं। मैंने वापस आने का फैसला कर लिया।"

कोई भी समझदार लड़की ऐसा ही करेगी। जब भी कोई लड़की अपना दिमाग इस्तेमाल करती है, तो वह मजबूत हो जाती है। उसका स्वाबलंबन बढ़ जाता है और वह अपना रास्ता खुद तय कर सकती है।

एक फार्मास्युटिकल कम्पनी में एरिया मैनेजर श्रुति को मैं कभी नहीं भूल सकती। उसने हमारी 'वर्कशॉप ज्वॉयन' किया और उसके तुरन्त बाद चार दिन के लिए छुट्‌टी पर जाना चाहा।

उसने साफ-साफ मुझसे इसका कारण भी बता दिया।

"मैं अपने 'पैरेन्ट्स' के साथ मुम्बई जा रही हूं। उन्होंने अखबार में एक 'मैट्रिमोनियल एड' दिया है। इस लड़के के 'पैरेन्ट्स' ने हमें मुम्बई 'इन्वाइट' किया है।"

'ऑल द बेस्ट', मैं बस इतना ही कह पाई।

चार दिन बाद वह वापस आई। मैंने उससे पूछा क्या हुआ?

'कुछ भी नहीं," वह मेरे ऑफिस में बैठ गई।

"हम मेरे भाई के एक दोस्त के घर रुके क्योंकि उस अन्जान फैमिली को तकलीफ नहीं देना चाहते थे। उन्होंने हमारे साथ 'लंच' पर एक होटल में 'मीटिंग फिक्स' की। लड़के

का पूरा परिवार, सात लोग आए, लंच किया, बहुत अच्छी तरह से बात की और चले गए। 'बिल्स' हमने दिए। मैंने अपने भाई के दोस्त से कहा कि देख लो, शायद वो लोग बिल अदा करना चाहते हों। उन्होंने ऐसा नहीं किया। उन्होंने पहले से यह मान लिया था कि बिल लड़की के घरवाले ही अदा करेंगे, हालांकि मुम्बई उन्होंने हमें बुलाया था।"

उदास होने से ज्यादा वह गुस्सा थी।

यह देख कर बहुत अच्छा लगा कि एक 'मैच्योर्ड' औरत ने उस परिवार का असल मूल्यांकन करने के लिए अपना दिमाग इस्तेमाल किया जहां उसकी शादी होने वाली थी।

हो सकता है कि यह बहुत छोटी-सी बात लगे, लेकिन यह उस (लड़के के) परिवार की परम्परागत तथा सामाजिक पृष्ठभूमि (background) को दर्शाती है। श्रुति उस पेड़ पर अपना घर नहीं बनाना चाहती थी जिसकी जड़ें कमजोर हों और उसे अपने दिमाग, सोच पर पूरा भरोसा था।

आजादी की रचना करें

(Create Freedom)

आजादी का मतलब है, "आजाद होने का अधिकार।" एक औरत के लिए वह बहुत दूर की बात लगती है। यह औरत की जिन्दगी से करीब-करीब 'गायब' ही रहती है।

औरत 'रॉकक्लाइंबर' बनना चाहती है।

औरत शादी के बाद अपने मां-बाप की मदद करना चाहती है।

औरत बच्चे नहीं चाहती है। वह DINK, दोहरी आमदनी, बिना बच्चों (Double Income, No kids) वाला परिवार चाहती है।

भारत में क्या वह इनमें से कोई भी काम कर सकती है?

अगर वह किसी से भी पूछे, तो कभी नहीं।

मेरी `कज़िन' बहुत अच्छा गाती है। उसकी शादी एक मारवाड़ी `जायंट फैमिली' में हुई है, वह परम्परागत (traditional) गानों का एक कैसेट बनाना चाहती थी। जब उसने इजाजत मांगी, तो मना कर दिया गया।

अगर औरत पूछती है, तो उसे `न' ही मिलती है। उसे आजादी नहीं दी जाती।

उसे आजादी दी भी क्यों जानी चाहिए? उसे, अपने लिए 'आजादी की रचना' खुद करनी चाहिए।

आपकी आजादी, आपके ही हाथों में है।

इजाजत मांग कर, आप अपनी लगाम दूसरों के हाथ में दे देती हैं, क्यों?

आप, खुद एक व्यक्तित्व हैं। आपके पास भी दिमाग है, जो फैसले करना जानता है।

अगर आप वाकई `रॉकक्लाईम्बर' बनना चाहती हैं या अगर आप शादी हो जाने के बाद भी अपने `पेरेन्ट्स' की मदद करना चाहती हैं, तो आगे बढ़िए, अपनी आज़ादी का इस्तेमाल कीजिए और यह कर डालिए। `जस्ट डू इट'।

`ऐसी शिक्षा जो आपको आजादी की कीमत नहीं सिखाती, आत्म-सम्मान का मूल्य नहीं बताती और आपको साहस नहीं देती, बल्कि आपको निर्भर और सुरक्षा की चाह रखने वाला बना देती है, वह बेकार है। इससे आपको सिर्फ नौकरी मिल सकती है, जिन्दगी नहीं। वो सिर्फ पढ़ी-लिखी कहलाती है, शिक्षित नहीं।' यह कहना है साहस और समर्पण की पर्याय किरण बेदी का।

हां! एक बात और

"अगर आप किसी भी चीज को
बेहद चाहते हैं तो अधिकांशत:
वह मिल ही जाती है।"
तीव्र इच्छाएं करिए, ताकि
आप उन्हें पूरा कर सकें।
अपनी आजादी को उठाइये, अपने
हाथों में महफ़ूज़ कीजिए
और अपने दिमाग के
'सेफ लॉकर' में रख दीजिए।

`एण्ड्रोगाईनी' पर ध्यान दीजिए
(Cultivate Androgyny)

`एण्ड्रोगाईनी' (Andro-पुरुष, Gyne-स्त्री), पौरुष और स्त्रीत्व की विशिष्टताओं (attribute) का मिश्रण है।

औरत और मर्द, जीव वैज्ञानिक और भौतिक दोनों तरह से भिन्न हैं। लेकिन औरत और मर्द के बीच अन्तर की इस दूरी को हमारी सामाजिक और सांस्कृतिक उम्मीदों ने और बढ़ा दिया है। इसे स्त्री और पुरुष के नजरिए ने और बढ़ा दिया है। स्त्री और पुरुष के नजरिए को मिलाकर एक स्वस्थ रूप प्रदान करने के बजाए हमारा सामाजिक माहौल और `वर्क एन्वायरमेन्ट' उन्हें अलग-अलग करने की कोशिश करता है।

एक पुरुष से उम्मीद की जाती है कि वह वस्तुनिष्ठ (ऑब्जैक्विट) और तर्क संगत (रैशनल) हो। पौरुष का दबाव, केन्द्रित (Focussed), प्रयोगात्मक (practical) विश्लेषक (analytic), स्पष्ट (explicit), शुष्क (dry), अव्यक्तिक (impersonal), क्रियाभिमुख (action-oriented) और कठोर (tough) होने पर रहता है। जबकि स्त्री से उम्मीद की जाती है कि वह विनम्र और `एडजस्ट' कर लेने वाली हो। स्त्रीत्व का ध्यान करुणामयी (compassionate), सहानुभूति रखने वाली (empathetic), समर्पणशील (Submissive), पोषक (nurturing), संबंध बनाने वाली (relationship-oriented), सौम्य (gentle) और सामंजस्य रखने वाली (accommodating) होने पर होता है।

यदि कोई पुरुष सहानुभूति रखने वाला, सौम्य या करुणामयी हो और कोई महिला केन्द्रित, स्पष्ट या कठोर हो तो उसे अटपटा और वर्जित समझा जाता है।

हमारे पूर्वजों ने हमेशा से `अर्द्धनारीश्वर' में विश्वास किया है। यह मनुष्य पौरुष और स्त्रीत्व के गुणों का ताल-मेल रखता है, लेकिन हम इन

गुणों या नजरिए को अलग-अलग करने की कोशिश करते हैं। अगर कोई लड़का रोता है, तो सब उस पर हंसते हैं। अगर कोई पिता अपनी बेटी का हाथ थामता है या नाश्ता बना देता है, तो उसे औरतों से दबने वाला कहा जाता है।

औरत के साथ-साथ आदमी को भी एक-दूसरे की इज्ज़त करनी चाहिए और `एण्ड्रोगाईनी' (Andro-पुरुष, Gyne-स्त्री) पर ध्यान देना

अगर किसी लड़की को गुस्सा जल्दी आ जाता है, तो कोई भी उसे पसन्द नहीं करता। अगर कोई औरत `मोटरबाईक' चलाती है या अपने पति से ज्यादा कमाती है, तो उसे घमंडी और अमानवीय समझा जाता है।

बदले हुए समय में पुरुष घरेलू पति बनते जा रहे हैं और महिलाएं परिवार का एकमात्र कमाऊ सदस्य होती जा रही हैं लेकिन यह संख्या न के बराबर है।

ध्यान रखने (Caring), पोषक (nurturing), भावनाओं (feeling) या एडजस्टिंग जैसे सौम्य गुणों के साथ पुरुष अपने आपको आरामदायक महसूस क्यों नहीं कर सकते?

मैं किसी भूमिका के बदल जाने की वकालत नहीं कर रही हूं। मेरा विचार यह है कि औरत व आदमी दोनों को ही एक-दूसरे की इज्ज़त करनी चाहिए और `एण्ड्रोगाईनी' (Andro- पुरुष, Gyne-स्त्री) पर ध्यान देना चाहिए।

ध्यान रखने (Caring), पोषक (nurturing), भावनाओं (feeling) या एडजस्टिंग जैसे सौम्य गुणों के साथ पुरुष अपने आपको आरामदायक महसूस क्यों नहीं कर सकते? उसके अन्दर भी ये सभी गुण होते हैं। समाज

उससे कुछ ऐसी उम्मीदें लगाए रहता है कि वह इन सौम्य गुणों को प्रकट ही नहीं करता।

कठोर (tough), क्रियाभिमुख (action-oriented) और विश्लेषक (analytic) महिला को स्वीकार क्यों नहीं किया जा सकता, जबकि वह अपने-आपको इन सभी गुणों के साथ आरामदायक महसूस करती है।

कठोर (tough), **क्रियाभिमुख** (action-oriented) **और विश्लेषक** (analytic) **महिला को स्वीकार क्यों नहीं किया जा सकता, जबकि वह अपने-आपको इन सभी गुणों के साथ आरामदायक महसूस करती है।**

हर महिला के अन्दर पुरुष और स्त्री दोनों गुणों का मिश्रण होता है। उससे यह उम्मीद की जाती है कि वह स्त्रीत्व के गुणों को न सिर्फ एक गति प्रदान करे बल्कि उनमें महारत भी रखे। इसके साथ पौरुष गुणों को शांत रखें।

जहां जरूरत हो, वहां मेहनत भरे काग करने से न डरें। महत्त्वपूर्ण फैसले लेने में शर्म न करें।

अगर आपको 'माचो' या अनवूमैती' कहा जाता है, तो अस्थिर न हों।

आप दोनों गुणों का आधारभूत तालमेल रख सकती हैं।

यही बात मैं पुरुषों के लिए भी कह सकती हूं कि वे अच्छे 'स्त्रीत्व गुणों' का विकास होने दें, वे और बेहतर इन्सान बन पाएंगे।

लेकिन यह सर्वविदित है कि औरत ही बदलाव और सुधार के लिए जल्दी व ज्यादा तैयार रहती है।

इसलिए 'डियर वूमैन' (प्रिय नारी), आपके लिए उम्मीद की किरणें कहीं अधिक हैं।

हां! एक बात और

`डियर शी' (प्रिय नारी)

पौरुष और स्त्रीत्व के मूल्यवान
गुणों को मिलाने की कोशिश करें।
आधारभूत `स्त्रीत्व गुणों' के
साथ कुछ पुरुषों वाले गुण
आपको बेजोड़ बना सकते हैं।

अपने आपको खींचे

(Stretch Yourself)

कुछ समय पहले, ब्रिटिश विश्वविद्यालयों में हुई `रिसर्च' (शोध) से पता चला कि वहां स्त्री-पुरुष का अनुपात तेज़ी से बढ़ रहा था।

बी.बी.सी. के `पैनोरमा' कार्यक्रम में ब्रिटेन के `एबे नैशनल बैंक' की वार्षिक बैठक (annual meeting) दिखाई गई, जिसमें आधी `मैनेजर्स' महिलाएं थीं।

ब्रिटिश स्कूल में पाया गया कि, कॉलेज जाने वाले छात्रों में दो-तिहाई लड़कियां थीं।

इसी तरह के बदलाव हम अपने देश में देख रहे हैं। `प्रोफेशनल कॉलेज' या कोई भी `इन्स्टीट्यूशन' (संस्था) लें, लड़कियों की संख्या दिन पर दिन बढ़ती जा रही है। यहां तक कि `बोर्ड एग्जाम्स' में भी लड़कियां ही, लड़कों से कहीं आगे रहती हैं।

फिर भी छोटे शहरों, कस्बों, और यहां तक पैसे वाले परिवारों में भी जो लड़कियां पढ़-लिख रही हैं, वे बहुत अच्छा नहीं कर रही हैं। इसकी वजह एकदम सीधी-सादी है। लड़कियां अच्छा इसलिए नहीं कर पातीं क्योंकि उनसे ऐसा करने की उम्मीद ही नहीं की जाती। उनकी महत्वाकांक्षाओं का स्तर रसोई की `सिंक' के नीचे ही रहता है। जब वह इस बात को अच्छी तरह जानती हैं कि वह एक `गृहणी' या `रिसैप्शनिस्ट' ही बनेगी, तो वह अपना विस्तार क्यों करे?

लड़कियां अच्छा इसलिए नहीं कर पातीं, क्योंकि उनसे ऐसा करने की उम्मीद ही नहीं की जाती।

लड़कियां सपने बहुत देखती हैं, लेकिन उनके पास `विज़न' (दृष्टि) नहीं होती। आमतौर पर वे किसी `पहचान' (identity) के लिए सपने देखती ही नहीं हैं। वे खुद को बेहतर या सबसे बेहतर करके नहीं देखतीं। नतीजा यह होता है कि "लक्ष्यों का विस्तार उनकी आदत में ही नहीं होता।"

लड़कियां सपने बहुत देखती हैं, लेकिन उनके पास `विज़न' (दृष्टि) नहीं होती। आमतौर पर वे किसी `पहचान' (identity) **के लिए सपने देखती ही नहीं हैं। वे खुद को बेहतर या सबसे बेहतर करके नहीं देखतीं। नतीजा यह होता है कि "लक्ष्यों का विस्तार उनकी आदत में ही नहीं होता।"**

`डियर शी' (प्रिय नारी),

आज एक बेहतर कल के लिए काम करें।

हर नया दिन आपके लिए एक नई उपलब्धि लेकर आएगा।

वह 26 अक्टूबर, 1998 का दिन था। उसे चलती हुई ट्रेन से बाहर फेंक दिया गया क्योंकि वह अपने 80 रुपये बचाना चाहती थी। वह पटरी पर पड़ी रही और दूसरी ट्रेन उसकी टांगों के ऊपर से गुजर गई, जिन्हें बाद में काटना पड़ा।

जयबाला अशर, इस दर्दनाक अग्निपरीक्षा से गुजर कर और मजबूत हो गई। "मुझे अपनी `लाईफ स्टाईल' `री एडजस्ट' करनी थी लेकिन मैंने अपने सपनों के साथ `कम्प्रोमाइज' (समझौता) नहीं किया। आजकल मैं मुम्बई में पश्चिम रेलवे के लिए काम कर रही हूं। लेकिन अब भी मेरा सपना IAS ऑफिसर बनने का है।' जयबाला का कहना है।

हां! एक बात और

अपने-आप से आपकी उम्मीदें बहुत ऊंची होनी चाहिए क्योंकि संभव है इसके अलावा और कोई प्रेरणादायक दबाव हो ही न। स्वयं को 100% प्रयास करने के लिए प्रेरित करें।

'डियर शी' (प्रिय नारी)

आपके सामने अवसरों की सारी दुनिया खुली हुई है, लेकिन समस्या यह है कि आपकी आंखें बन्द हैं और दिमाग भी।

जो व्यक्ति आगे बढ़ता है, पिछड़े हुए लोग इसे हतोत्साहित करते ही हैं।

रास्ते में आने वाले गड्ढों या विरोध की परवाह न करें। जो व्यक्ति आगे बढ़ता है, पिछड़े हुए लोग इसे हतोत्साहित करते ही हैं। अपने आपको ऊंचे लक्ष्यों के लिए तैयार रखें और धीरे-धीरे तरक्की की सीढ़ियां चढ़ती जाएं।

झारखण्ड की यह महिला राष्ट्रीय हॉकी टीम की सदस्य रही हैं और उप-कप्तान तक रहीं। खेल रत्न और राजीव गांधी पुरस्कार से सम्मानित यह महिला रांची के कोंवा गांव के एक गरीब परिवार में पैदा हुई थीं।

उन्होंने भीषण भुखमरी का सामना किया, लेकिन हॉकी खेलती रही। कोच कुलवंत सिंह द्वारा देखे जाने के बाद वह नंगे पैर रांची आईं क्योंकि उनके पास जूतों के लिए पैसे ही नहीं थे।

आज वह दक्षिण-पूर्वी रेलवे के साथ हैड क्लर्क के रूप में काम कर रही हैं और आदिवासी लड़कियों को 'कोचिंग' देने के लिए कड़ी मेहनत कर रही हैं। वो कोशिश कर रही हैं कि भारतीय खेल प्राधिकरण से उन्हें किसी तरह की सहायता मिल जाए जिससे वे उन्हें मुफ्त प्रशिक्षण दे सकें।

*वे हैं, झारखण्ड से सावित्री पूर्ति।**

---

* फेमिना 42वां एनिवर्सरी इश्यू, 2 जून

पैसे की ताकत पहचानिए

(Realise the Power of Money)

औरतें पैसे को तो समझती हैं, लेकिन उसकी ताकत नहीं पहचानती। उन्हें बचत करना तो सिखाया जाता है, लेकिन कमाना नहीं सिखाया जाता। अगर कोई औरत कमाती है, तो उसकी कमाई को 'सहायक' ही समझा जाता है। यह मदद करती है। लड़की को कभी आर्थिक रूप से मजबूत नहीं बनाया जाता। पढ़े-लिखे परिवारों में लड़कियों को आत्मनिर्भर तो बनाया जाता है, लेकिन अगर वह अमीर बनना चाहे या पैसे की ताकत का इस्तेमाल करना चाहे तो उसे अनुचित माना जाता है। पैसा बहुत बड़ी ताकत है, इसलिए पुरुष इसे 'स्त्री' के साथ नहीं बांटना चाहता।

पैसा बहुत बड़ी ताकत है, इसलिए पुरुष इसे 'स्त्री' के साथ नहीं बांटना चाहता।

हमारे पुरुष प्रधान समाज में औरत को काम तो करने दिया जाता है लेकिन पैसे को मनचाहे तरीके से इस्तेमाल नहीं करने दिया जाता। अब भी मुझे ऐसे माता-पिता मिलते हैं, जो शिक्षा और 'प्रोफेशनल क्वालिफिकेशन' का समर्थन तो करते हैं, लेकिन वे इसे भविष्य के लिए सुरक्षा की तरह देखते हैं। "भगवान न करे, अगर कुछ गलत हो जाता है, तो हमारी बेटी खुद को संभाल तो लेगी," बेटियों को पढ़ाने के पीछे उनका यही तर्क होता है। यह तर्क इसलिए ठीक होता है कि पिता के पास निर्णय लेने का अधिकार होता है। पत्नी का आर्थिक रूप से पति पर निर्भर रहना, उन्हें गलत नहीं लगता। पत्नियां भले ही घुटन महसूस कर रही हों, कुछ नहीं कहतीं।

लेकिन 'डियर शी' (प्रिय नारी), समय बदल गया है। आपकी मां

आर्थिक रूप से निर्भर रह सकती थी। लेकिन शायद आप न रह पाएं।

इस दुनिया में जहां पलक झपकते सब कुछ बदल सकता है, वहां पैसा आपको सुरक्षा प्रदान कर सकता है।

कोई भी आदमी अपनी पत्नी को धोखा देकर दूसरी शादी कर सकता है क्योंकि वह जानता है कि समाज इसे स्वीकार कर लेगा और न्यायिक रूप से भी भारतीय दंड संहिता के अंदर यह ऐसा अपराध है, जिसकी जमानत हो सकती है। भारतीय दंड संहिता के अन्तर्गत धारा 494 में जो सबूत मांगे गए हैं, उन्हें इकट्ठा करना तकरीबन नामुमकिन है।

कानूनी रूप से जो पत्नी है, उसे यह साबित करना होगा कि पति ने दूसरी शादी कर ली है और उसे दूसरी औरत का नाम दर्ज करना होगा।

आदमी यह सब कुछ कर सकता है क्योंकि वह जानता है कि वह आर्थिक रूप से आत्मनिर्भर है।

हां! एक बात और

आपका पैसा, आपको आजादी देता है। आपको आत्मविश्वास देता है और आपको अपनी जिंदगी देता है।

यह किसी के भी साथ हो सकता है। यह ज्यादातर महिलाओं के साथ होता है, लेकिन आदमियों की तरफ सामाजिक झुकाव उन्हें इसे गुप्त रखने पर मजबूर कर देता है। आजकल AIDS का खतरा फैल रहा है। भारत में इस बात पर कोई दो राय नहीं है कि यह संक्रमण पति से पत्नी तक पहुंचता है ना कि इसका उल्टा।

ऐसी परिस्थितियों में औरत के लिए बहुत जरूरी हो जाता है कि वह अपना पालन-पोषण खुद कर सके और अपनी जिन्दगी पर उसी का नियंत्रण हो।

विजि श्रीनिवास, एक 'फायर ब्रांड' सामाजिक कार्यकर्ता हैं, उन्हें इस क्षेत्र में करीब 40 साल का अनुभव है। UNICEF और Ford Foundation के साथ काम कर चुकी विजी का कहना है, "मेरे अनुभव के अनुसार औरत के लिए सबसे ज्यादा जरूरी स्वास्थ्य या शिक्षा नहीं है बल्कि कमाई और पैसा है। अत्याचार, पति के द्वारा पत्नी की मार-पिटाई ही नहीं बल्कि पत्नी की आर्थिक रूप से पति पर पूर्ण रूप से निर्भरता है।"

इस तरह की परिस्थितियों में पैसा कमाना बहुत जरूरी हो जाता है। हर रिश्ता इतना नाजुक है कि आर्थिक सुरक्षा बहुत जरूरी है। अगर आप शादीशुदा नहीं हैं, तो भी आपको पैसा चाहिए, नहीं तो समाज और परिवार आपको बोझ मानेंगे। अगर आप शादी-शुदा हैं तो भी आपको जीवन स्तर बनाए रखने के लिए पैसा चाहिए नहीं तो आप एक 'घरेलू नौकरानी' बन कर रह जाएंगी, जो काम करती है फैसले नहीं।

मेरे पति और मैं निवेश और खतरों से बचने की दृष्टि से कुछ बीमा पॉलिसी खरीदने की योजना बना रहे थे। व्यावसायिक होने और बराबर कमाई होने के कारण हम दोनों के लिए एक जैसी पॉलिसी चाहते थे।

एजेन्ट ने मेरे सामने तो 'हां' भर दी। बाद में उसने मेरे पति से कहा, 'खतरों से बचाव (risk coverage) तो सिर्फ पुरुषों के लिए जरूरी है। महिलाओं के लिए इतनी बड़ी रकम वाली पॉलिसी की क्या जरूरत है? निवेश तो ठीक है, लेकिन खतरे से बचाव वाली पॉलिसी की जरूरत नहीं है।'

कारण : अगर पति की मृत्यु हो जाती है, तो पैरा परिवार के काम आता है। दूसरा, कोई भी भारतीय परिवार महिला की मृत्यु पर आर्थिक लाभ नहीं चाहता। एक महिला परिवार के लिए सब कुछ करती है, लेकिन उसकी मृत्यु से किसी को कोई लाभ नहीं होता। औरतों के पैसे को इस्तेमाल करना समाज अपमानजनक समझता है। क्यों? शायद इसलिए कि वह औरत के रूप में 'देवी' है।

महिला की मृत्यु पर परिवार में पैसा नहीं चाहिए, क्योंकि काम करने के लिए पुरुष है। लेकिन देखने वाली बात यह है कि क्या बीमे के पैसे से मदद नहीं मिलेगी? पुरुष प्रधान समाज पुरुष को ही महत्त्व देता है। यहां तक कि पुरुष की मृत्यु पर भी औरत की मृत्यु से ज्यादा ध्यान दिया जाता है।

हे ईश्वर, क्या आपने मृत्यु भी अलग-अलग बनाई थी?

शादी के प्रति अति उत्साह पर नियंत्रण रखें (Restrict Marriage Mania)

यह कहां लिखा हि कि पुरुष काम करने, उपलब्धियां हासिल करने, आगे बढ़ने, और एक जोश भरी जिन्दगी जीने के लिए हैं और महिलाएं शादी करने व जिम्मेदारियां निभाने के लिए है?

सदियों से महिलाओं का जीवन, शादी का पर्याय बना हुआ है। लड़की अपनी शादी का इंतजार करती है, शादी के बाद पति, फिर बच्चों और फिर परिवार के दूसरे सदस्यों का इन्तजार करती रहती है। उसकी जिन्दगी शादी से शुरू हो कर,

शादी पर ही खत्म हो जाती है। आप शादी को सुरक्षा या जिन्दगी का सबसे जरूरी लक्ष्य क्यों मानती हैं? यह कहां लिखा है कि पुरुष काम करने, उपलब्धियां हासिल करने, आगे रहने और एक जोश भरी जिन्दगी जीने के लिए हैं और महिलाओं का मुख्य काम शादी करना है, बाकी सारे काम बाद में आते हैं।

आज किसी भी `न्यूज स्टैंड' पर जाइए और महिलाओं के लिए उपलब्ध सारी `मैग्जीन्स' मांगिए (इनकी भरमार है)। अगर आप इन `मैग्जीन्स' को देखेंगे, तो पाएंगे कि-इनमें निम्नलिखित `सैक्शन' हैं :

- सुन्दरता बढ़ाने पर
- खाना बनाने की विधियां
- फैशन ट्रेन्ड
- अपने पति को कैसे लुभाएं
- अच्छी पत्नी कैसे बनें, वगैरह... वगैरह
- 2-3 पेज `कैरियर' चुनने या महिला सैलिब्रिटि के साथ इंटरव्यू पर होंगे।

खाना बनाने की विधियों पर या दुल्हन के परिधान संग्रह पर तो हमें बहुत-सी किताबें मिल जाती हैं लेकिन अपने जीवन में बदलाव कैसे लाएं, इस पर कोई भी किताब नहीं है।

जब पुरुषों और महिलाओं के इस संसार में उल्लेखनीय भिन्नता है, तो उनके सफल होने के तरीके एक कैसे हो सकते हैं।

मुझे गलत मत समझिए। मेरे कहने का मतलब यह नहीं कि आप भी इसका वही अर्थ लें, जो कि पुरुषों के लिए है। अगर आपके बच्चे हैं, तो शादी बनी रहे, यह आपके लिए बहुत जरूरी है। अपने परिवार को स्वस्थ वातावरण देने के लिए आप बहुत मेहनत करती हैं। इसके लिए मेहनत जरूर करिए लेकिन शादी की वेदी पर अपने आपको कुर्बान मत करिए। बच्चे भगवान का रूप होते हैं, और भारतीय नारी अपने बच्चों के लिए सही मायनों में जिम्मेदार होती है। हो सकता है आप गलत शादी

के बंधन में बंध जाएं। यह जीवन भर का वचन हो सकता है और यह टूट भी सकता है अगर... (मैं जितना सोच सकती हूं उससे कहीं ज्यादा कारण हो सकते हैं।) अगर आपकी शादी टूट जाती है, तो आप मत टूटिए। अगर किसी पुरुष की शादी-शुदा जिन्दगी में किसी तरह की दिक्कतें आती हैं, तो आमतौर पर वह संतुलन नहीं खोता। ऐसा इसलिए होता है क्योंकि शादी उसके जीवन का एक हिस्सा है, पूरी जिंदगी नहीं। वह तकलीफों से गुज़रता है पर संभलना जानता है। वैवाहिक अनबन के तेजी से बढ़ने की सबसे बड़ी वजह यह है कि महिलाएं तो बदल रही हैं, लेकिन पुरुष नहीं बदल रहे हैं।

अगर आपकी शादी टूट जाती है, तो आप मत टूटिए।

पेशेवर महिलाएं अपने काम से प्यार करती हैं, और पैसे, संतुष्टि और पहचान की चाह रखती हैं। उनकी शादी के परे भी एक संतुष्ट जिन्दगी होती है। पुरुष इस बदलाव को स्वीकार नहीं करते। वे चाहते हैं, महिलाएं काम तो करें लेकिन पैसे, संतुष्टि और पहचान की चाह न करें। जब वे महिलाओं को ताकतवर होता देखते हैं, तो चिंता में डूब जाते हैं और उनकी शादी डगमगाने लगती है।

आप अच्छे के लिए बदल रही हैं। यह बदलाव जारी रखिए। जो महिलाएं अब भी शादी के पागलपन के ढांचे में ढली हुई हैं, उन्हें शादी को जीवन के चरमबिन्दु की तरह नहीं बल्कि एक घटना के रूप में देखना चाहिए।

हां! एक बात और

डियर शी' (प्रिय नारी)!

ध्यान रखिए कि

शादी जीवन का

एक हिस्सा है

पूरा जीवन नहीं।

'सपोर्ट सिस्टम' विकसित करें

(Develop a Support System)

छोटी उम्र में (शादी से पहले) महिलाओं के बहुत-से दोस्त होते हैं, कम से कम पुरुषों से तो ज्यादा ही होते हैं। महिलाओं के लिए, उनकी दोस्ती बहुत कीमती होती है क्योंकि वे दूसरों के साथ लगभग सभी बातें और राज बांटना पसंद करती हैं। महिलाओं के अन्दर जो शोख एवं जीवन्त बातूनीपन है वह उन्हें दूसरी महिलाओं से जोड़ने में मदद करता है। स्कूल, कॉलेज, आस-पड़ोस और रिश्तेदारों में हर उम्र के लोग इनके दोस्त होते हैं। महिलाएं उनके साथ का भरपूर आनन्द उठाती हैं और उन पर निर्भर होती है। वे उनसे मदद लेती और देती हैं। लेकिन शादी होते ही यह कीमती दोस्ती और रिश्ते सब पीछे छूट जाते हैं।

पहले, उसे नए वातावरण में ढलना होता है। उसे सारे रिश्तेदारों और पारिवारिक मित्रों से मिलवाया जाता है। उम्मीद की जाती है कि वह उन सबके साथ एकदम मेल-जोल बढ़ा ले। वह अपने पति के दोस्तों और परिवार वालों से मिलती है। उससे उम्मीद की जाती है कि वह रिश्तेदार बनाए और बढ़ाए। इस तरह के समझौतों के दौरान उसे अपने परिवार और दोस्तों के बारे में सोचने का मौका भी नहीं मिल पाता। अगर वह उनको ज्यादा याद करती है, तो उसके ससुराल वालों को अच्छा नहीं लगता।

दूसरे, एक अच्छी छवि बनाने के लिए लड़की खुद भी बहुत मेहनत करती है, जिसके लिए जल्द ही वह अपने आपको अनुकूल बना लेती है। परिवार के संबंधों और उनकी पृष्ठभूमि में अत्यधिक रुचि दिखाती है और अपने रिश्तों की बात नहीं करती। अगर वह बात करती भी है, तो सुनेगा कौन? उसके अलावा अच्छी छवि बनाने की जरूरत और किसी को नहीं है।

वह बहुत छोटी-सी घटना थी, लेकिन उसकी याद बहुत

गहरी है। जब मेरे पति ने अपने बचपन, पढ़ाई-लिखाई, उन्होंने अभिनय कैसे शुरू किया, कैसे वे एक प्रसिद्ध क़वि बने और सभी जरूरी घटनाओं के बारे में (जो मेरे लिए उतनी जरूरी नहीं थी) बताया, तो मैंने उनकी सभी बातें बहुत ध्यान से सुनीं।

आज मैं उनके बचपन के बारे में तकरीबन सब कुछ जानती हूं (उन्होंने मुझे सारी अलबम कई बार दिखाई है)।

एक बार मैंने अपनी मां के यहां रखी अपने बचपन की फोटो अलबम दिखाई। अपने जीवन के बेहतरीन पल उनके साथ बांटने के लिए मैं बहुत उत्सुक थी। उन्होंने एक झलक देखा और बिना कुछ महसूस किए कि मैं उन्हें कुछ दिखा रही हूं, कमरे से बाहर चले गए।

उन्हें इस बात का अहसास तक नहीं हुआ कि मुझे तकलीफ हुई होगी।

महिलाओं के साथ दिक्कत यह है कि वे हर चीज में अपने आपको कुछ ज्यादा ही ढाल लेती हैं और शादी के बाद अपने दोस्तों व रिश्तेदारों से संपर्क खो बैठती हैं। वह चाहती हैं कि उसका पति, उसके दोस्तों व रिश्तेदारों में रुचि ले। जब पति यह नहीं करता (जो कि भारतीय सामाजिक परिवेश में स्पष्ट है), तो वह खुद भी उन रिश्तों से पीछे हट जाती है और वे रिश्ते अपने-आप ही खत्म हो जाते हैं।

महिलाओं के साथ दिक्कत यह है कि वे हर चीज में अपने आपको कुछ ज्यादा ही ढाल लेती हैं और शादी के बाद अपने दोस्तों व रिश्तेदारों से संपर्क खो बैठती हैं।

एक बार सोचिए।

क्या आपने, अपने स्कूल-कॉलेज के दोस्तों से संपर्क खो तो नहीं दिया है। आपने जिन 'कजिन्स'

के साथ समय बिताया उनके जन्म दिन भूल तो नहीं गई हैं।

क्या आप, अपने रिश्तेदारों (भाई-बहनों, चाचा, मामा, चाची, मौसी आदि) को, जिनके साथ आपने अच्छा वक्त गुजारा था, याद नहीं करतीं। लेकिन आप उनसे मिलती नहीं हैं, क्योंकि आपके पति को पसन्द नहीं है।

क्या आप, अपनी पसन्द-नापसन्द के बावजूद अपने पति के दोस्तों को नहीं झेलतीं?

आप, अपने दोस्तों व रिश्तेदारों का खो जाना आम बात क्यों मानती हैं?

> *दो होशियार लेकिन एक-दूसरे से बिलकुल अलग लड़कियां (एक शरारती और दूसरी शांत) शिमला के एक 'बोर्डिंग स्कूल' में मिलीं। दोस्ती की शुरुआत हुई जो उनकी पढ़ाई-लिखाई, 'प्रोफेशन' और व्यक्तिगत जीवन में भी बनी रही, इसमें उनके बच्चे, उनकी शादी भी आ गए।*
>
> *यह एक प्रतिभाशाली 'इन्वैस्टमैंट बैंकर' और एक फिल्म निर्देशक की बहुत बढ़िया दोस्ती है। नैना लाल किदवई, जिनको FORTUNE ने एशिया में, दुनिया में तीसरा स्थान दिया है और उनकी दोस्ती है 'सलाम बॉम्बे' और 'मानसून वेडिंग' जैसी आम फिल्मों से हटकर बनी फिल्मों की निर्मात्री मीरा नायर से।**

महिलाओं को अपने रिश्ते बनाए रखने चाहिए, इनसे उन्हें हिम्मत और आत्मविश्वास मिलता है। 'डियर शी' (प्रिय नारी), अपने सहारों को छोड़ो मत, उन्हें बढ़ाओ। महिलाओं के रूप में दोस्त होना आपको सहारा देता है और पुरुष आपको समझ जाए, समझ कर आपको सहारा दे, यह तो और भी अच्छी बात है। महत्त्वपूर्ण बात यह है कि अच्छे रिश्ते हों-जो आपको सहारा दें और लें भी, जिससे आपका जीवन आसान और मजेदार बन जाए।

*** सण्डे टाइम्स ऑफ इण्डिया, 28 मार्च, 2003**

हां! एक बात और

`डियर शी' (प्रिय नारी)!

जिन रिश्तों को आप बरकरार

रखना चाहती हैं, उन्हें मान्यता

क्यों नहीं दे सकतीं?

आप, खुद को शादी से

पहले और शादी के बाद के

दो व्यक्तित्वों में क्यों बांट देती हैं?

जीवन जीने की कला सीखें

(Learn the Art of Living)

महिलाएं, जिन्दगी को एक जरूरी घटना के रूप में देखती हैं। वे अपने जीवन में संतुष्टि या उसकी उपयोगिता बढ़ाना नहीं चाहतीं। वे जीवन की बारीकियों के लिए योजनाएं बनाती हैं, भविष्य की चिंता करती है, लेकिन 'जीवन जीने की कला' सीखने की कोशिश नहीं करतीं।

जीवन का अर्थ है, 'कर्त्तव्य और काम', अगर कोई महिला नौकरी करती है, तो और ज्यादा काम। वह अपने ही लिए समय नहीं निकाल पाती, जिसकी मदद से वह खुद को दुबारा जीवन्त बना सकती है।

अब कोई 'शौक' या आरामदायक काम करने की बात आती है, तो वह कहती है, 'समय कहां है?'

वह नहीं जानती कि अपने दिमाग को आराम किस तरह दे, इसलिए वह पुरुषों से कहीं पहले अपने जीवन में रुचि खो बैठती है।

खुश रहने के लिए अपने नियम बनाएं। छोटी-छोटी बातों से अपनी स्थिरता और मानसिक शांति भंग न होने दें।

जैसे आप, अपने बच्चों से प्यार करती हैं, वैसे ही अपने जीवन से प्यार करें। खुद से प्यार करें, रुचि अपने आप पैदा हो जाएगी। खुश रहने के लिए अपने नियम बनाएं। छोटी-छोटी बातों से अपनी स्थिरता और मानसिक शांति भंग न होने दें।

'डियर शी' (प्रिय नारी),

खुद को सोचो
खुद को चाहो
खुद को गढ़ो
खुद को सराहो।
आगे बढ़ो
अपनी जिंदगी को गले लगाओ।

हां! एक बात और

`डियर शी' (प्रिय नारी)!

जीवन को भगवान द्वारा

दिए गए कीमती तोहफे की

तरह जिएं। बोझ मान

कर न जिएं।

सबसे बड़ा है, आत्मसम्मान

(Self-respect is Supreme)

आमतौर पर महिलाएं जीवन में प्राथमिकताएं निश्चित नहीं कर पातीं। या तो वह बहुत आज्ञाकारी होती है या फिर विद्रोही होती है, ऐसी स्थिति में वह घमंडी हो जाती है। या तो वह खुद को कुछ नहीं समझती, या फिर सब कुछ समझती है। उम्मीदों के बीच खुद को न दबाएं और इन पर राज करने की कोशिश भी न करें।

प्राथमिकताएं निश्चित करना सीखें

दोहरी जिम्मेदारियों के लिए हमेशा ज्यादा शक्ति और कोशिशों की जरूरत होती है लेकिन इस दौरान अपना आत्म सम्मान, ग़रिमा भी बनाए रखें।

किसी को भी यह अधिकार नहीं है कि आपकी गरिमा को ठेस पहुंचाएं। गरिमा मस्तिष्क में होती है, शरीर में नहीं।

गरिमा मस्तिष्क में होती है, शरीर में नहीं।

छेड़छाड़ या बलात्कार, निराशा जैसी चीजें खुद से नफरत का कारण बन सकती है, लेकिन अपने अन्दर हीन-भावना न आने दें। अपने मस्तिष्क को तकलीफ न पहुंचनें दें।

किसी भी दुर्घटना (accident) के बाद जब हमारा शरीर ठीक हो जाता है, तो क्या हम पहले जैसे नहीं हो जाते? अगर आपने व्यथा झेली है तो स्थिति सामान्य होने तक जख्मों को भरने का मौका दें।

अगर दुनिया इस 'दुर्घटना' के बारे में बार-बार बात करती है, तो उनकी तरफ ध्यान न दें। एक नई शुरुआत करिए और चट्टान-सी मजबूत बनें। अपने मस्तिष्क पर हमला न होने दें, मस्तिष्क का बलात्कार न होने दें। अपना आदर करें और ऐसा बिलकुल न होने दें कि लोग यह सोचें कि आप किसी भी काम के लिए तैयार हैं या आपने समझौता कर

हां! एक बात और

आपको हमेशा ज्यादा

शारीरिक कष्ट और

वेदना सहनी पड़ेगी। क्योंकि

आपको इसी तरह से ही

बनाया गया है। लेकिन इस बात

का ध्यान जरूर रखें कि यह

"कहां तक" होना चाहिए।

लिया है। लोग आपसे यह अपेक्षा रखेंगे कि आप कुर्बानी दें। सब कुछ सहें क्योंकि आप यही करती आई हैं। अब ऐसा न करें। इसे बदल दीजिए और अपना प्रतिनिधित्व कीजिए :

जो कुछ 'सिनेमाया' कार्यकारी संपादक, लतिका पदगाओंकर या लेखक सी.एस. लक्ष्मी ने या दिल्ली की एक साधारण-सी 'टीचर' ने किया, उसकी किसी महिला से कभी उम्मीद ही नहीं की जा सकती। पुरुषों के प्रभुत्व वाले क्षेत्रों में घुसने के बाद भी यह ऐसा क्षेत्र था, जहां महिलाओं ने कदम नहीं रखा था-अपने प्रियजनों की चिता को अग्नि देना।

वेदों में महिलाओं के प्रति कभी भेद-भाव नहीं था। न तो विधान ने और न ही वेदों ने महिलाओं को अपने माता-पिता या पति की आखिरी रस्मों को निभाने से रोका है। यह सिर्फ हमारी प्रथाएं हैं, जो उन्हें रोकती हैं।

यह पूरी तरह से महिलाओं की मर्जी का विषय होना चाहिए। अगर किसी दंपत्ति क़ी सिर्फ बेटियां हैं, तो उन्हें चिता को अग्नि देने का अधिकार क्यों नहीं होना चाहिए? तर्क की दृष्टि से यह दुनिया भर में स्वाभाविक बात है।

'मेरी चार बेटियों ने बहुत तरक्की की है और मुझसे भी अच्छा कर दिखाया है। वे मेरी चिता को अग्नि दें, इसगें मुझे कोई आपत्ति नहीं,' यंह कहना है, अपोलो अस्पताल के अध्यक्ष डॉ. प्रताप रेड्डी का।*

*** टाइम्स ऑफ इण्डिया, 27 जुलाई 2003**

आज की दुनिया में जहां शिक्षा और जागरुकता इतनी बढ़ गई है, हमारी जरूरतें और महत्वाकांक्षाएं भी बहुत बढ़ गई हैं। आज की लड़कियाँ 'ध्यान' और 'सम्मान' की इच्छा करती है। जो सिर्फ ध्यान चाहती हैं, गृहिणी बनती हैं और जो सम्मान चाहती हैं वे 'व्यावसायिक, विद्वान' बनती हैं। वे भी चाहती हैं कि सुन्दर दिखें और अच्छा महसूस करें, लेकिन जीवन का उद्देश्य सिर्फ यही तो नहीं है। यह तो 'लाभांश' (bonus) है।

खुद पर गर्व करें
(Be Proud of Yourself)

अगर आप लोगों और चीजों के प्रति अधिक संवेदनशील हैं, आप में दर्द को बर्दाश्त करने की अधिक शक्ति है, चूंकि इसकी तरफ आपका नजरिया ही अलग है, यदि आप सतर्क हैं, पर्याप्त रूप से बोलती हैं, तो आपको रिश्ते बनाने में मदद मिलती है। अगर आप पुरुषों से ज्यादा मेहनत कर सकती हैं, अपनी भावनाएं जल्दी प्रकट कर सकती हैं, तो आपको खुद पर गर्व करना चाहिए।

महिलाओं के साथ लैंगिक आधार पर भेदभाव किया जाता है। उनको कम वेतन मिलता है। घरों में उस पर हमले होते हैं, समाज के वे लोग जिन्हें अच्छे काम करने वाला कहा जाता है, उसे बदनाम करते हैं। उसे यौन प्रताड़नाएं दी जाती हैं। वो क्या आपको यह कहना, सोचना या विश्वास करना चाहिए कि, 'मैं खुद से नफरत करती हूं, मैं नहीं चाहूंगी कि औरत बनूं।'

'डियर शी' (प्रिय नारी), ऐसा कहने से पहले एक बार फिर सोचें। मैं कभी यह कह कर अपने आपको अपनी नजरें से नहीं गिराऊंगी और न ही अपनी बेइज्ज़ती करूंगी।

मैं दूसरों से ज्यादा परेशानियां सह सकती हूं और मैं समय को अपनी तरफ मोड़ सकती हूं। अगर असफल रही तो बिना थके कोशिश

करती रहूंगी।

मैं, अपने आपको बेसहारा और औरत होने की वजह से अपने-आपको बदकिस्मत मानने से इंकार करती हूं। मैं, अपने ऊपर शर्मिंदा नहीं हूं। **'मुझे औरत होने पर गर्व है और अपनी अगली पीढ़ी को भी यही भावना देनी. चाहती हूं।'**

अपना आसमान खुद बनाओ।

हमेशा ऊंची निगाह रखो।

जोश के साथ एक टक देखते रहने से

आप बहाव का रुख मोड़ सकती हैं।

Create your own sky.

And look up always.

You can turn the tide

by your pessionate gaze.

हां! एक बात और

महिला जीवन की

रचयिता और एक व्यक्तित्व

होने पर गर्व करें।

खुद को औरत होने पर

अपनी नजरों से न गिराएं।

नारी सुनो (Listen She)

1. सशक्त रूप से सोचें।
2. आजादी की रचना करें।
3. अपने लक्ष्य का विस्तार करें।
4. `एण्ड्रोगाईनी' पर ध्यान दें।
5. पैसे के महत्त्व को समझें।
6. शादी को कभी भी बहुत ज्यादा अहमियत न दें।
7. रिश्तों और समर्थकों की कद्र करें।
8. अपनी जिन्दगी से प्यार करें।
9. अपना आदर करें।
10. अपने-आप पर गर्व करें।

'डियर शी' (प्रिय नारी), इस पूरी किताब को पढ़ते समय आप मेरे विचारों से अवगत हुईं। अब मैं आप पर छोड़ती हूं, खुद की सोच जोड़िए और स्वयं को बदलने का 'एक्शन प्लान' विकसित कीजिए।

....

....

....

....

....

....

....

....

....

....

....

....

....

....

....

....

....

....

भाग चार

भूमिका निभाने वालों के लिए

(For the Role Players)

अगर आप एक पिता हैं

(If You Are A Father)

जिस तरह आंख से आंसू जुदा नहीं हो सकते ठीक उसी तरह बच्चे, मां-बाप से कभी अलग नहीं होते। यह रिश्ता सभी परिभाषाओं से परे है। यह किसी भी सांसारिक नियम से परे है।

पिता की छवि में बिना कहे भी अधिकार दिखाई देता है। ज्यादातर फ़ैसले वे ही करते हैं और कुछ सुनना भी पसन्द नहीं करते। वे अपने बच्चों की ही चिन्ता करते रहते हैं और बच्चों को पता भी नहीं लगने देते। लेकिन सब कुछ करने का अधिकार रखने वाले एशियाई पिता अपनी भूमिका का पूरा ध्यान रखते हुए एक सही रास्ते पर चलते रहते हैं।

पिता बन जाना आसान है, पिता की भूमिका में उ़तर जाना भी बहुत मुश्किल नहीं है लेकिन "भूमिका को सही तरह निभाना" बहुत मुश्किल है।

हां! एक बात और

उनके बीच कोई बंधन नहीं होता क्योंकि बंधन टूट जाते हैं। बच्चे मां-बाप का ही विस्तार होते हैं। माता-पिता, बच्चों के लिए जो कुछ कर सकते हैं, जितना कुछ करते हैं वो कई बार खुद माता-पिता के लिए अविश्वसनीय होता है।

अगर आपकी बेटी है तो पिता होना ज्यादा चुनौती भरा हो जाता है।

इस दुनिया में जहां लड़के और लड़की में भेदभाव है, शारीरिक रूप से दुर्व्यवहार हैं, यातनाएं, दहेज के नाम पर हत्याएं हैं, तलाक हैं, वहां बेटी को भावनात्मक रूप से एक मजबूत पिता की जरूरत होती है। अधिक जिम्मेदार पिता की जरूरत है।

इस दुनिया में जहां लड़के और लड़की में भेदभाव है, शारीरिक रूप से दुर्व्यवहार हैं, यातनाएं, दहेज के नाम पर हत्याएं हैं, तलाक हैं, वहां बेटी को भावनात्मक रूप से एक मजबूत पिता की जरूरत होती है। अधिक जिम्मेदार पिता की जरूरत है।

पश्चिमी देशों में, पुरुष को मंगल और स्त्री को शुक्र ग्रह माना जाता है।

हमारे देश में, पुरुषों की एक श्रेणी मानी जाती है और औरत को 'आम' लोगों का हिस्सा माना जाता है।

For west,

Men are from Mars and Women are from Venus.

For us,

Men are from the class, women are from the mass.

इन सब बातों को ध्यान में रखते हुए, पिता को बेटी के जीवन में सिर्फ महत्त्वपूर्ण भूमिका ही नहीं निभानी चाहिए बल्कि उसे एक ऐसा पिता बनना चाहिए जो किन्हीं भी परिस्थितियों गें अपनी बेटी के प्रत्यक्ष, मानसिक और भावनात्मक रूप रो उराके राथ रहे।

ठीक ही कहा गया है, माता-पिता जैसा प्यार कोई नहीं दे सकता।

पिता होने का मतलब है :

गर्व करें

(Be Proud)

"आपको बेटा क्यों चाहिए?" भगवान ने दो बेटियों के पिता से पूछा, जो कि एक बेटे के लिए प्रार्थना कर रहा था।

"वह मेरे नाम, वंश को आगे बढ़ाएगा। वह मेरी चिता को आग लगाएगा।" उसने तर्कपूर्ण जवाब दिया।

तो, तुम यह चाहते हो कि मौत के बाद भी वह तुम्हारी देखभाल करे। अगर तुम्हारी मृत्यु के बाद" वह तुम्हारे वंश को आगे बढ़ा भी देता है, तो तुम्हें क्या मिलेगा?"

"नहीं, नहीं वह जिन्दा रहते भी मेरी मदद करेगा। मेरी देखभाल करेगा।" हड़बड़ी में उसने जवाब दिया।

"तो तुम्हें बुढ़ापे का सहारा चाहिए?" भगवान ने निष्कर्ष निकालते हुए कहा।

अपनी थोड़ी बेइज्ज़ती महसूस करते हुए उस आदमी ने कहा, "हर आदमी को अपने बुढ़ापे के सहारे के लिए एक बेटे की जरूरत होती है।"

"यही तो समस्या है," कहते हुए भगवान गायब हो गए।

हर आदमी को बेटा चाहिए, इसलिए आपको भी चाहिए। ज्यादातर लोग खुलेआम या छुपकर बेटा न होने का दुःख करते हैं, इसलिए आपको भी दुःख होता है।

बेटी के जन्म पर गर्व करें। वह घृणा नहीं खुशी की हकदार है। उसने अपनी सारी जिन्दगी आपके हाथों में सौंप दी है। उसके जीवन को पनपने दें, कैद न बनाएं।

हां! एक बात और

पल भर के लिए भेड़ की तरह सोचना बंद कीजिए। 21वीं सदी के प्रिय पिता-आपको गर्व होना चाहिए क्योंकि आपके पास एक बच्चा है जिसके व्यक्तित्व के निर्माता आप हैं। यदि आपकी एक पुत्री है तो अतिरिक्त गर्व का कारण है, इसलिए नहीं कि वह एक दैवी व्यक्तित्व रखती है बल्कि इसलिए कि वह आपके लिए अतिविशिष्ट है।

उसे अपनाएं

(Let Her Belong)

लड़की पैदा होने पर सबसे बड़ा खतरा हमारा समाज ही है। माता-पिता और ससुराल वाले दोनों ही, उसे एक 'वस्तु' के रूप में देखते हैं।

पेशे से वकील सौम्या मुझे एक 'सेमिनार' में मिली थी। उसने जो कुछ कहा वह मेरे दिमाग में एक बिजली की तरह कौंध गया।

"जब मैं कॉलेज में थी तो माँ मुझे 'पराया धन' कहा करती थी। क्योंकि मुझे हमेशा के लिए एक पराये घर में जाकर रहना था, इसलिए उन्होंने कहा मैं खुद को इस बात के अनुकूल बना लूं और मुझे बढ़िया खाना पकाना सिखाने की कोशिश की।"

जब मेरे बड़े भाई की शादी हुई और मेरी भाभी घर आई तो, मां ने उसे 'पराई जाई' (दूसरे घर में पैदा हुई) समझा।

तो लड़की का संबंध किससे है? कहीं से नहीं? एक पिता की हैसियत से अपनी बेटी से कहें कि उसका नाता उसके माता-पिता से हमेशा रहेगा।

अगर पिता ही बेटी को पराई कहेगा तो वह कहां की रह जाएगी? अगर उसे इसी तरह बुलाया जाता रहेगा, तो वह खुद से भी पराई हो जाएगी। उसकी जड़ें कमजोर हो जाएंगी और उसके अन्दर एक खालीपन भर जाएगा।

'एक रिलेशनशिप सेमिनार में मैं, पिता और बेटी के रिश्तों में संपर्क बनाए रखने के महत्त्व पर बोल रही थी। सेमिनार के बाद एक बुजुर्ग व्यक्ति, जिन्होंने अपना नाम प्रत्यूष पार्ते बताया, ने मुझसे कुछ समय मांगा।

"आप ने कहा कि पिता को बड़ी होती अपनी बेटियों के साथ

हां! एक बात और

हमारे सामाजिक नियम और

पारिवारिक रीति-रिवाज,

उसे कहीं से भी जुड़े नहीं

रहने देते। उसे जड़ों से कटा

हुआ महसूस न होने दें।

उसे आप, अपने साथ

जुड़े रहने दें।

ज्यादा से ज्यादा संपर्क रखना चाहिए। इससे वे समझती हैं कि उनके पिता एक दोस्त में तब्दील हो रहे हैं और वे अपनी भावनाओं के साथ-साथ अपने डर को, उनके साथ बांट सकती हैं। मेरी दो बेटियां थीं।

मैंने उन्हें पढ़ने, सफल होने और जीवन में कुछ बनने के लिए हमेशा बढ़ावा दिया। मैं उनका दोस्त बन कर रहा और हमेशा उनका भला चाहा, लेकिन ऐसा हो न सका।

मेरी बड़ी बेटी ने अपनी पढ़ाई के बीच में ही शादी कर ली। उसने मेरी मर्जी के खिलाफ दूसरी बिरादरी में शादी की। "उसने पढ़ाई छोड़ दी होगी," उनकी बातों में कड़वाहट कम करने के लिए मैंने कहा।

"न ही वह आगे पढ़ी। उसने जरूर काफी मेहनत की होगी। अब वह एक एम एन सी में 'फाईनैंन्शियल एडवाईजर' है।" उनकी आंखों में गर्व था।

मैं बीच में नहीं बोली। उनके चेहरे से उनके भाव छलक रहे थे और वे आगे बोले, 'मेरी दूसरी बेटी ज्यादा नहीं पढ़ी। आप जानती है, मैं उसे आई.ए.एस. बनाना चाहता था। मैंने उससे कहा, यह मेरा सबसे बड़ा सपना है। उसने सब तोड़ दिया।" यह कहते हुए उन्होंने मुंह फेर लिया।

"उसने भी अपनी मर्जी से शादी कर ली।" मैंने अंदाजा लगाते हुए कहा, ताकि वे आगे बोलें।

'उसने शादी नहीं की। अब वह मुम्बई में अकेले रहती है और अपना एक बुटीक चलाती है। उसने नाम और शौहरत दोनों कमाए।"

"यह तो बहुत अच्छी बात है।" मैं खुशी से बोली। लेकिन हालात देखते हुए मैंने अपने आपको शांत कर लिया।

"सिर्फ एक बात गलत हो गई, मिस्टर पात्रे," मैंने कहा।

"वह क्या?' उन्होंने जल्दी से पूछा।

"वह, यह कि आपकी इच्छा अपने बच्चों को एक माध्यम बनाने की थी।"

"कैसा माध्यम?" उनकी झुंझलाहट बढ़ रही थी। "अपनी अधूरी इच्छाओं को पूरी करने का माध्यम," मैंने बहुत शांत होकर कहा।

"लोग कहते हैं, कि बेटे आपकी बात नहीं सुनते। लड़कियां (बेटियां) सुनती हैं। अगर मैंने उनका भला चाहा तो क्या गलत किया?" उन्होंने प्रश्न किया।

"आपकी बेटियां दुनिया की दो सबसे खुशनसीब बेटियों में से हैं। उन्हें माता-पिता से तरक्की करने का जोश और प्रोत्साहन मिला। उनके साथ-साथ आप उन माता-पिता में से हैं जिनकी बेटियों ने अपना रास्ता खुद चुना।"

मैंने उन्हें एक छोटा-सा पोस्टर दिया, जिसमें लिखा था :

"आपके बच्चों के लिए"

उन्हें बताएं

"फल और सब्जियां खाओ, कसरत करो..."

अगर वे कोई `हर्बल पिज्जा' ढूंढ़ लें, तो

"फील गुड"।

उन्हें बताएं

"जल्दबाजी व्यर्थ है"

सलाह दें

"जल्दी उठो और अपना `टाईम' मैनेज करो"

अगर वे `रेसिंग कार चैंपियन' बन जाएं तो

"फील गुड"।

उन्होंने पोस्टर पढ़ा और खामोश रहे। उनकी बेटियों के लिए, उनका प्यार आंखों में दिखाई दे रहा था। मैं उन्हें हंसते हुए देखना चाहती थी, क्योंकि उनका दु:ख व्यर्थ था।

> *"मिस्टर पात्रे, आपकी बेटियां खुशकिस्मत हैं कि उन्हें आप जैसे माता-पिता मिले जो यह चाहते थे कि वे अपनी पहचान बनाएं, लेकिन आपने पहले से ही उनके लिए एक ढांचा तैयार कर रखा था। उन्हें आपका ढांचा नहीं, अपनी पहचान चाहिए थी। बस गलती यह रही कि आपने उन्हें जो आजादी दी उसमें शर्त थी। आपने अपने सपने पूरे करने के लिए उन्हें जरिया बनाया। मगर उनके, अपने ही सपने थे।*
>
> *वे बिना कुछ कहे ही चले गए।*
>
> *शायद उनके अन्दर के पिता ने समस्या को पहचान लिया था।*

`डियर फादर्स' (प्रिय पिता), उन्हें पंख जरूर लगाइए, लेकिन पंखों को बांधिए मत। उनके उड़ने की दिशा निर्धारित मत करिए, उड़ने के लिए उन्हें सारा आकाश दे दीजिए।

आप सारा आकाश अपने पास रखकर अपने मन मुताबिक उनको थोड़ी सी जगह ही क्यों देते हैं?

उनके लिए निर्णय लेना छोड़ दीजिए, वर्ना आपको दु:ख पहुंचेगा।

हमारा समाज, पुरुष प्रधान समाज है। जैसे ही बेटी चीजों को ग्रहण करना शुरू करती है, वह इस बात को जान जाती है। इसके पिता, दादा या यहां तक कि भाई भी अपनी महिला साथियों से कहीं अधिक महत्त्व रखते हैं। उन सभी का ख्याल रखा जाता है, उन सबकी बातों को अच्छी तरह सुना जाता है और उनकी इज्ज़त भी होती है। उसे (बेटी को) जो बात सबसे ज्यादा तकलीफ

हां! एक बात और

"अपनी बेटी के लिए"

अगर वह सुर पकड़ती है
और बदल देती है, गान
अगर वह छोड़ पुराना राग
छेड़ती है, एक नई तान
अगर वह करे कोशिश
तो पड़ सकता है कुछ खोना
अगर वो उड़ना चाहे
तो पड़ सकता है उसे रोना
पर उसे ऐसा करने दें
अपनी उड़ानें भरने दें।

पहुंचती है, वह है पुरुषों का उसके प्रति मजाकिया और यहां तक कि निचले दर्जे का बर्ताव रखना।

"मेरा भाई आईआईटी दिल्ली में है। वह बहुत महत्वाकांक्षी है। मेरे माता-पिता को उस पर गर्व है। यहां तक कि मैं उसकी तारीफ करती हूं। मैं एक 'फैशन डिजाइनर' बनना चाहती हूं लेकिन किसी को इसमें कोई रुचि नहीं है। मैं 'फैशन डिजाइनिंग' में डिप्लोमा कर रही हूं। वे मुझे करने भी दे रहे हैं। पर मेरे डिजाईनर बनने में वे मेरा साथ कभी नहीं देंगे। मेरे पिता को यह 'प्रोफेशन' पसन्द नहीं है। वे मेरे ऊपर दबाव डाल रहे हैं कि मैं बी.एड. करूं। औरतों के लिए 'टीचिंग सूटेबल' है" वे कहते हैं। यह मुझे प्रीति ने बताया जो हमारी 'वर्कशॉप' में आती है।

बात-सिर्फ पितृ-वंशीय मानसिकता की नहीं है बल्कि उदासीनता और तिरस्कार से प्रभावित पितृ-वंशीय मानसिकता की है।

`डियर फादर' (प्रिय पिताजी), अपनी बेटी की इज्ज़त करना सीखें। वह आपसे छोटी है, लेकिन इस वजह से उसे, उस प्यार से वंचित न रखें जिसकी वह हकदार हैं। प्यार से ज्यादा उसकी महत्त्वाकांक्षाओं, भावनाओं और विचारों का सम्मान करें।

हां! एक बात और

अगर आप पिता हैं

- जन्म से ही अपनी बेटी पर गर्व करें
- उसे अपना अंश मानें
- उंसक़ी स्वतन्त्रता पर शर्तें न लगाएं
- उसके विचारों, भावनाओं और महत्वाकांक्षाओं का सम्मान करें।

अगर आप एक मां हैं

(If You Are A Mother)

एक मां का होना जीवन को नई दिशा देता है। अपनी बेटी के लिए आप `ताकत' हैं। मां होना एक वरदान है, जीवन स्रोत होना महानता है।

एक बेटी की मां होने का मतलब है, एक ऐसी दुनिया में कदम रखना जहां प्यार और हमदर्दी है। बेटी के लिए मां सबसे बड़ा सहारा होती है। मां के रूप में आप उसके जीवन, उसकी हंस्ती, उसकी सोच, उसके कार्यों, उसके व्यक्तित्व और उसकी नियति को प्रभावित करती हैं।

एक दब्बू (Submissive) मां एक ऐसी बेटी का पोषण करती है जो सिर्फ सुनती है और अपने दिमाग, यहां तक कि `कॉमन सैंस' के बिना काम करती है। अगर आप ऐसी मां हैं, जो किसी बात के पीछे पड़ जाती हैं

(Stickler mother), तो एक ऐसी बेटी का पोषण होता है जो अपनी महत्वाकांक्षाओं और सपनों पर ध्यान दिए बिना, उसी रास्ते पर चलती है जिस पर हर आदमी चलता है।

जिस बेटी की मां उसका सम्मान करती है, वह बेटी मुक्त भाव और मुक्त इच्छा शक्ति से सोचती और काम करती है।

एक विवेकी (rational) मां की बेटी, अपनी मां की सोच के अनुसार ही सोचती है और काम करती है। वही मां, अपनी बेटी के लिए सर्वश्रेष्ठ जीवन के बारे में फैसला करती है और उस पर अमल भी करती है।

जिस बेटी की मां उसका सम्मान करती है, वह बेटी मुक्त भाव और मुक्त इच्छा शक्ति से सोचती और काम करती है। ऐसी मां की बेटी जिम्मेदार होती है और खुद को कभी नहीं भूलती।

उसकी आत्मा बनिए

(Become Her Soul)

(SOUL-Source of unconditional love)

भारतीय समाज में, आमतौर से प्रेम की अभिव्यक्ति नहीं की जाती है, क्योंकि इसे भद्दा और हमारी विचारधारा से मेल नहीं खाने वाला माना जाता है। हालांकि मांएं निश्चित रूप से अपने बच्चों को प्यार करती हैं। लेकिन आमतौर पर वे उस तरह नहीं करतीं, जिससे कि प्यार दिखाई दे। वे उनकी सभी जरूरतों को पूरा करती हैं - चाहे वे जरूरतें भौतिक हों, सामाजिक हों, वे पूरा करती हैं, लेकिन भावनात्मक जरूरतें पूरी करने में वे चूक जाती हैं। अपनी भावनाओं की अभिव्यक्ति वर्जित है, इसलिए बेटियों को लगता है कि, उन्हें कोई प्यार नहीं करता, वे अनचाही हैं।

हां! एक बात और

अपनी बेटी की

आत्मा

(सहज/बिना किसी शर्त प्रेम की स्त्रोत) बनिए।

Be

Source

Of

Unconditional

Love

महत्त्वाकांक्षी मांएं अपने प्यार और भावनाओं की अभिव्यक्ति करती हैं, लेकिन आमतौर से यह लेन- देन का मामला होता है।

एक मां अपनी बेटी को बहुमुखी प्रतिभा वाली गायिका बनाना चाहती थीं। तीन साल की उम्र से ही उसने अपनी बेटी के लिए नियमित रियाज़ का बन्दोबस्त करा दिया। लड़की एक समर्थ और उदयीमान गायिक बन गई। दस साल बाद उसने मंच पर गाना शुरू कर दिया। एक दिन संगीत सभा से पहले, उसने अपनी मां से पूछा, "अगर आज आपकी बेटी ठीक से प्रदर्शन नहीं कर पाई, तो क्या आप तब भी उसे प्यार करेंगी? अगर वह गाना बंद कर देगी तो क्या आप उसे स्वीकार करेंगी?"

परेशान मां ने जवाब दिया, "इसकी तो मैं कल्पना भी नहीं कर सकती।"

अगर आपकी बेटी को मिलने वाला प्यार सहज, बिना किसी शर्त के होगा तो वह काफी आत्मविश्वासी और काफी जीवन्त होगी। अगर उसे यह पता हो कि उसकी मां हर हाल में उसके साथ रहेगी, तो वह नए प्रयोग करने से हिचकिचाएगी नहीं। इतना ही नहीं, अगर कुछ जगह असफल भी हो जाएगी, तो उसे चिंता नहीं होगी।

जरा कल्पना करिए कि कदम-कदम पर अपमानों और अप्रत्याशित धोखों से भरे इस बेतुके, बेरहम संसार में अगर आपको भरोसा हो कि कुछ भी हो जाए, ढांढस बंधाने के लिए मां की गोद तो है, तो इससे बड़ा वरदान और क्या हो सकता है? यह न तो उसका (बेटी का) समर्थन है, न ही उसका विरोध, यह तो 'साथ होना' है। यह न तो उसे कोसना है, और न ही उसे सराहना है, यह तो बस 'साथ होना' है।

मां ही है, जिसकी मदद से बेटी की पूरी सोच बदल सकती है।

यदि वह गलतियां करती है, यदि वह गलत व्यवहार करती है, यदि वह

हां! एक बात और

मेरी छोटी-सी एक
बेटी है और मैं रोज अपने
आपसे एक वादा करती हूं
"मैं हमेशा उसके साथ रहूंगी,
जब वो ऊंचाइयां छुएगी या
नीचे गिरेगी, जब वह
जीतेगी या चोट खाएगी।"

"I will be there for her,
When she rises high
or hits the ground,
When she wins a jackpot
or gets a wound."

अपने फैसले खुद लेती है, उसे फटकारा जाता है, उसे कोसा जाता है, और ज्यादातर यह होता है कि उसे पूरी तरह से नजरअंदाज कर दिया जाता है।

आमतौर पर बेटे की जिस भूल को आसानी से भुला दिया जाता है, उसके लिए बेटी को हो सकता सजा दे दी जाए।

मुझे याद है, मैं मिसेज मेहता से एक 'कान्फ्रेंस' में मिली थी. हर संबंध पर चर्चा हो रही थी, अचानक उन्होंने बताया : "मेरी बेटी को नशे की लत पड़ गई थी। जब मुझे पता चला, उस समय यह सिलसिला छः महीने से चल रहा था।" मैंने फौरन उससे कहा, "अगर तुम नई शुरुआत करना चाहती हो, तो मैं पूरी तरह से तुम्हारे साथ हूं। अगर इस लत को छोड़ना चाहोगी तो मैं तुम्हारे साथ हूं। अगर नहीं सुनोगी तो उतना ही कष्ट भोगूंगी जितना तुम भोग रही हो।"

मैंने पूछा, "उसका जवाब क्या था?"

"कुछ देर तक तो लगा वह मेरे खिलाफ हो गई है। मेरा मन किया मैं उससे नाता तोड़ लूं लेकिन मेरे दिल ने कहा, अभी जरा रुको।"

दो-तीन दिन बाद पहली बार वह मेरे साथ डॉक्टर के पास जाने को तैयार हो गई।

उसे सर्वोत्तम पुरस्कार दीजिए जिसकी वह हकदार है। वह सिर्फ आपका उत्तरदायित्व ही नहीं अपितु आपकी उपलब्धि भी है।

दुनिया की परवाह न करते हुए मैं उसके साथ खड़ी हो गई और धीरे-धीरे मुझे सफलता मिल गई।

जब उसे 'ड्रग्स' की आदत पड़ी तो वह बहुत नाजुक दौर था, लेकिन मेरा विश्वास और प्यार उसे वापस ले आया।

मैं उसकी सही बातों की आज भी सराहना करती हूं।

आइए अपनी बेटी का हौसला बढ़ाएं। उसे सबसे अच्छे तोहफे दीजिए, जिनकी वह हकदार हैं। वह आपकी सिर्फ जिम्मेदारी ही नहीं आपकी उपलब्धि है।

उसके अस्तित्व का पोषण करिए

(Nurture Her Individuality)

एक मां चाहेगी कि उसकी बेटी हर काम उसी की तरह या उससे (मां से) अच्छा करे। मां उसके हर प्रयास पर अपनी सहमति या असहमति की मोहर लगाना चाहती है। हम, उसे भेड़-बकरी के बजाए, मनुष्य की तरह पनपने क्यों नहीं देते।

"दो साल पहले पूजा मेरे 'वर्कशॉप' में आई। वह बहुत अच्छा बोलती थी और वास्तविक सोच रखती थी। मैं वास्तव में उसकी तारीफ करती थी। वह बहुत ही स्वतन्त्र और एकाग्र लगती थी। एक दिन वह मेरे कमरे में आई। छलकती हुई आंख़ों के साथ बोली, "क्या मैं यहां बैठ सकती हूं?"

उसने अप़ने आंसुओं को छुपाने की कोशिश नहीं की। उसने कहा, "मां, आज चिल्ला रही थी, चिन्ता कर रही थी कि शादी के बाद तुम्हारे नखरे कौन सहेगा?"

मैंने पूछा, "तुमने ऐसा क्या किया?"

"कल सब लोग शादी में जा रहे थे। मैं उनके साथ नहीं गई। आज रात को सब खाना खा रहे थे। मुझे भूख नहीं थी। तो मैं अपने कमरे में चली गई। सबको बहुत बुरा लगा।"

उन्हें लगा मैं मतलबी (सैल्फ-सैन्टर्ड) हूं और इस तरह की लड़की को कैसे स्वीकारा जा सकता है?"

मैं सुनती रही।

वह बोलती रही।

"मैं अपने से बड़ों के पैर नहीं छूती। यहां तक कि ऐसा सोचने

पर भी मुझे बहुत बेचैनी सी महसूस होती है। हां, अपने से बड़ों की इज़्ज़त जरूर करती हूं लेकिन उनके पैर नहीं छूती। पता नहीं, मैं इतनी 'कॉन्शियस' क्यों हो जाती हूं। मुझे समझ में नहीं आता। यह सब हमेशा से ही झगड़े की जड़ रहा है।"

मुझे लगा कि पूजा अपने तरीके से जीना चाहती थी और जी रही थी, लेकिन उसके परिवार ने उसकी हंसी उड़ाई और उससे नफरत की।

औरत जैसी है, उसी रूप में सम्मान क्यों नहीं मिलता? उसे अपनी जिन्दगी खुद क्यों नहीं बनाने दी जाती?

हमारे समाज में अगर लड़का बड़ों के पैर नहीं छूता है तो उसे एक या दो बार टोका जाता है। अगर वह फिर भी नहीं सुनता है तो कहा जाता है, "पैर छूना उसकी आदत नहीं है।" खैर, आदर सिर्फ पैर छूने से ही नहीं होता। उसे माफ़ भी कर दिया जाता है। जब कोई लड़की ऐसा करती है तो ये उसके नखरे कहलाते हैं, जो कोई नहीं सहेगा। इस तरह की आदतें लड़की में कैसे बर्दाश्त की जा सकती है।

क्यों नहीं की जा सकतीं? औरत जैसी है, उसी रूप में सम्मान क्यों नहीं मिलता? उससे अपनी जिन्दगी खुद क्यों नहीं बनाने दी जाती?

मेरे साथ, मेरी एक बहुत अच्छी दोस्त पढ़ती थी। उसने हमारे एक 'क्लासमेट' से शादी की और वे मुम्बई में बस गए। मैं उससे छः महीने बाद मिली। वह काम कर रही थी और मैं उसके ऑफिस में गई।

वह कुछ बदली-बदली सी लगी, लेकिन यह बदलाव उससे मेल नहीं खा रहा था। मैंने इसकी वजह जानने की कोशिश की।

मैंने गौर किया कि उसने अपना 'हेयर स्टाइल' बदल लिया

है। पहले.वह बालों को सीधा पीछे की तरफ करके चोटी बनाती थी। लेकिन अब उसने 'साईड' से मांग निकाली थी।

मैंने उससे सहज भाव से पूछा, "बालों का स्टाईल क्यों बदल दिया? पीछे कंघी किए बाल तुम पर अच्छे लगते थे।" उसने कहा, "सुमित को ऐसे अच्छे लगते हैं।"

आप कहेंगे यह तो बहुत मामूली-सी बात है, मामूली-सा बदलाव है। जीवन साथी की खुशी के लिए इतना तो किया ही जा सकता है।

मैं नहीं मानती। अधिकतर महिलाएं मन ही मन मुझसे सहमत भी होंगी, लेकिन ऐसा कहेंगी नहीं।

हमारा तैयार होने का सलीका, हमारा काम करने का तरीका, हमारा व्यवहार - हमारी पहचान है और हमारे जीवन का अंग है।

जीवन-साथी में 'जीवन' पहले आता है। व्यक्तिगत विशिष्टता को घटाने की कोई जरूरत है ही नहीं।

कई बार बड़ी विचित्र बातें होती हैं। शादी के समय लड़की का नाम बदल दिया जाता है। कारण लड़के या उसके परिवार को वह नाम अच्छा नहीं लगता या ज्योतिषी की दृष्टि से वह ठीक नहीं होता। क्या आपने कभी ऐसा सुना है कि शादी के समय किसी लड़के ने लड़की या उसके घरवालों की पसंद या नापसंद के हिसाब से अपना नाम बदला हो?

क्या आपने कभी ऐसा सुना है कि शादी के समय किसी लड़के ने लड़की या उसके घरवालों की पसंद या नापसंद के हिसाब से अपना नाम बदला हो?

'डियर मदर' (प्रिय मां), अपनी बेटी की व्यक्ति (individual) के रूप में कल्पना करने वाली, आप पहली व्यक्ति होनी चाहिए। वह व्यक्ति पहले है, आपकी बेटी बाद में। अपनी बेटी का सम्मान एक व्यक्ति के रूप में करें। बेटी का सम्मान करें और वह एक आत्मविश्वासी, खुशमिज़ाज़

व्यक्ति के रूप में विकसित होगी। वह अपना अन्दाज केवल इसलिए नहीं बदलेगी, कि उसके पति ऐसा चाहते हैं। लेकिन इतना तय है कि वह एक सुखी जीवन अवश्य बिता पाएगी।

सच्ची रहें

(Be Truthful)

आप ही, अपनी बेटी को इस संसार में लाई हैं। उसके साथ आपके जो संबंध हैं, वे उसके - आपके साथ संबंधों से अलग हैं। उसके लिए मां-बाप, दोनों समान रूप से महत्त्वपूर्ण हैं। जीवन के कुछ पड़ावों पर वे महत्त्वहीन हो सकते हैं लेकिन आपके लिए यह सदैव रहने वाला अटूट बंधन है। यह कहीं नहीं जाता, आपके भीतर रहता है। आपके व्यक्तित्व में अमिट रूप से छप जाता है। इसलिए मां ही है, जो बेटी के जीवन में पहली विश्वसनीय व्यक्ति होती है। उसे (बेटी को), उसकी सच्चाइयों के बारे में, उसके शरीर के बारे में, जिस समाज में वह रहती है, उसके बारे में, जिस दुनिया में रहती है उसके बारे में बताएं।

कसकर उसका हाथ थामें और उसे बताएं। लेकिन हाथ नहीं छोड़ें। आपकी गर्माहट उन हाथों में बनी रहनी चाहिए ताकि वह जाने कि उसकी मां हमेशा उसके साथ है, फिर वह चाहे पागलपन से भरी इस दुनिया में ही क्यों न रह रही हो।

मित्रवत भाव बढ़ाएँ

(Develop Friendliness)

संबंध और मित्रता जैसे शब्द एक बंधन कायम करते हैं। ये किसी संबंध या एक हो जाने की सीमाओं को सीमित करते हैं, परिभाषित करते हैं।

जिस दिन मैं मां बनी, मुझे एक नया अहसास हुआ। संबंध चाहे कैसा भी हो, हर संबंध के साथ एक उम्मीद जुड़ी होती है। `एक हाथ लो, दूसरे हाथ दो', का समीकरण रहता है। हम देते हैं और लेना भी चाहते हैं। लेकिन एक मां न तो लेती है और न ही देती है।

वह अपने बच्चों पर सब कुछ न्यौछावर कर देती है और महसूस भी नहीं करती।

उसे कोई उम्मीद नहीं होती और इसलिए मां की ओर से यह एक संबंध नहीं होता। यह एक ऊंचे धरातल पर होता है। यह एक अनदेखा रिश्ता है, हमेशा रहने वाला एक बंधन है।

अपनी बेटी के साथ संबंध बनाने की गलती न करें। अपनी बेटी के साथ `लो और दो' के समीकरण में न पड़ें। ऐसा समीकरण बनाना बहुत आसान है, सुविधाजनक है, लेकिन यह सम्पूर्णता का अनुभव करने के वाले अवसरों को निगल जाता है। बेटी के साथ मां को संबंध बनाए बिना, सर्वश्रेष्ठ रिश्ता बनाने का अवसर मिलता है। यह मित्रता भी नहीं है, बल्कि दोस्त जैसा भाव मात्र है। यह एक ऐसी अनुभूति है जिसके साथ एक मां अपनी बेटी को महसूस करती है उससे प्यार करती है, उसका मार्गदर्शन करती है, उसे समझती है, झेलती है, आनन्द लेती है और उसे मजबूत करती है। इस दोस्ती के जरिए वह हर वक्त अपनी बेटी के साथ होती है। वह जानती है कि उसकी बेटी हर वक्त उसे अपने साथ महसूस करना चाहेगी।

हां! एक बात और

मां - बच्चा

मां ⟶ बच्चा

≠

बच्चा ⟶ मां

मां अपने बच्चे के लिए जो महसूस करती है, बच्चा अपनी मां के लिए वह कभी महसूस नहीं कर सकता। बच्चे के लिए यह मात्र एक संबंध है, लेकिन मां के लिए यह उससे भी अधिक है।

इस खास रिश्ते का सम्मान करें, इसे सहेज कर रखें ताकि यह एक खूबसूरत दोस्ती भरे साथ के रूप में पनपे।

मैं जानती हूं, आपके मन में एक प्रश्न होगा। एक मां के मन में बेटा और बेटी दोनों के लिए निकटता की खास भावना होती है। वह बेटा और बेटी दोनों पर ही अपनी जान-न्यौछावर करती है।

तब फिर मां-बेटी की निकटता पर ही जोर क्यों दिया जाए?

प्रिय पाठक, लड़की को हर जगह अधिक कठिनाइयों, प्रतिस्पर्धा और अत्याचार का प्रत्यक्ष और अप्रत्यक्ष रूप से सामना करना पड़ता है। उसका विरोध करने वाले ज्यादा होते हैं। समर्थन करने वाले बहुत कम। उसे बहुत ज्यादा हौंसला अफजाई या सहारे की जरूरत नहीं है, बस सहारे के लिए मजबूत हाथ उसके लिए काफी हैं। निकटता की भावना ही उसे विरोध का सामना करने की पूरी ताकत और जोश प्रदान करेगी।

हां! एक बात और

खुद के और अपनी बेटी के बीच अगर आप कोई समीकरण ढूंढ़ेंगी और विकसित करेंगी तो आपके बीच में एक बहुत ही बढ़िया रिश्ता बन सकता है, लेकिन आप इस सच्ची निकटता को खो देंगी। अपनी बेटी के प्रति दोस्ती का भाव रखें।

मां के रूप में विकसित हों
(Grow as a Mother)

मैं एक 'रिलेशनशिप सेमिनार' में कॉलेज की लड़कियों की एक बड़ी संख्या को सम्बोधित कर रही थी। अपने इस सम्बोधन में मैंने कहा, 'आपकी मां, आपकी सबसे अच्छी दोस्त बनने की काबिलियत रखती है।'

अन्त में जब मैं उनके सवालों के जवाब दे रही थी, एक छोटी-सी लड़की ने मुझसे पूछा, "मैडम, एक कहावत है कि जब बाप के जूते बेटे के पैरों में आने लगते हैं, तो रिश्ते को दोस्ती में बदलने का समय आ जाता है। ऐसा आपने कभी मां और बेटी के लिए सुना है? नहीं क्योंकि या तो मां और बेटी महत्त्वपूर्ण नहीं होते या शायद मां हमेशा मां ही रहती है। वह, दोस्त कभी नहीं बन सकती।"

वह ठीक कह रही थी, क्योंकि हमेशा की तरह उसने मां जैसी दोस्त तो देखी, लेकिन दोस्त जैसी मां नहीं देखी। मैंने उससे कहा, "लड़की रुई की तरह होती है, सफेद और मुलायम, लेकिन बहुत जल्दी सब कुछ ग्रहण कर लेती है। लड़कों के मुकाबले वह बहुत जल्दी महसूस और समझने लगती है।

मां के अन्दर क्षमता होती है कि जिस दिन से बेटी अपने आस-पास के लोगों और स्थिति को महसूस, सोचने और समझने लगती है, उसी दिन से वह (मां), उसकी (बेटी की) दोस्त बन जाए।

हां! एक बात और

एक बेटी अपनी मां को पूरी तरह तभी पहचान सकती है जब वह खुद मां बनेगी। लेकिन एक मां, अपनी बेटी को जन्म से ही पहचानती है। तो प्रिय मांओं, उसे प्यार दो, बढ़ावा दो और सम्मान दो।

प्रिय मां! जब वह समझने लगे तो उसे बताएं क्या करना और क्या नहीं करना चाहिए। जब वह अपने फैसले खुद लेने लगे, तो उसकी बात सुनें।

अगर आप, बड़े होते समय उसके साथ रहेंगी तो आप एक बहुत बढ़िया मां के साथ-साथ दोस्त रहेंगी।

इस किताब को लिखने के पीछे मेरा उद्देश्य यह था कि एक व्यक्तित्व के रूप में आपको ताकतवर बनाया जाए, एक अच्छा मनुष्य बनने में आपकी मदद की जाए।

प्रिय महिला पाठकों, मुझे विश्वास है कि आप इस किताब को पढ़ने के बाद आप एक अच्छी औरत, अच्छी मां, बेटी और अच्छी पत्नी बन सकेंगी।

प्रिय पुरुष पाठकों, मुझे विश्वास है कि आप इस किताब को पढ़ने के बाद एक अच्छे व्यक्ति, पिता, बेटा और पति में परिवर्तित होंगे।

याद रखें-

औरत दुनिया को बनाती है
आइए हम सब मिलकर दुनिया का
औरतों के लायक बनाएं।

Women Create the World
Let's create a
Worthy World
for
WOMEN

हां! एक बात और

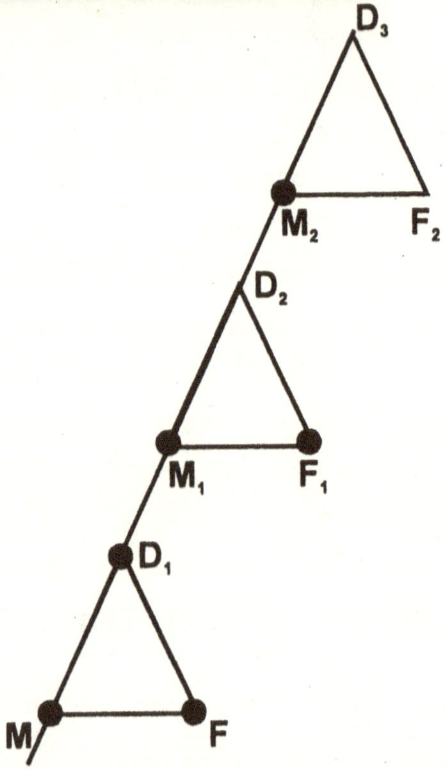

M = मां

F = पिता

D = बेटी

ये त्रिभुज मां-बेटी-पिता के रिश्तों को दिखाते हैं। पहले त्रिभुज के अंत में जो बेटी है, वह दूसरे के शुरू में मां बन जाती है। एक त्रिकोण में अगर कोई असंतुलन है, तो वह बेटी के माध्यम से दूसरे में चला जाता है।

तो प्यारे, माता-पिता, अपनी बेटी का व्यक्तित्व सर्वोत्तम बनाने की कोशिश करें।

अपनी बेटी के माता-पिता होने के नाते, आप उससे जो वायदे करना चाहते हैं, उन्हें यहां लिखें।

....

....

....

....

....

....

....

....

....

....

....

....

....

....

....

....

....

....

....

As a Motivational Speaker

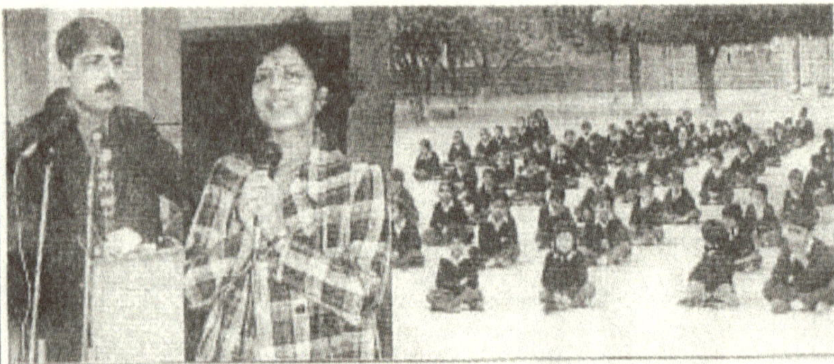

केन्द्रीय विद्यालय बनाड़ में विद्यार्थियों को व्यक्तित्व विकास के गुर समझाते हुए शैलेष-स्वाति लोढ़ा।

भीड़ का हिस्सा नहीं, उसमें एक चेहरा

■ नगर संवाददाता

जोधपुर, 15 जनवरी। व्यक्तित्व विकास के लिए हिम्मत व हौसला जुटाने की आवश्यकता प्रतिपादित करते हुए प्रसिद्ध लेखक प्रशिक्षक स्वीश व्यक्तित्व विकास संस्थान के निदेशक शैलेष व स्वाति लोढ़ा ने [illegible]

अतः उत्साह की विवेक का सानिध्य मिलना [illegible] इसके लिए सह शैक्षणिक गतिविधियों तथा [illegible] सम्प्रेषण विशेषज्ञ व प्रेरक शैलेष लोढ़ा ने विद्याल[illegible] साथ बातचीत करते हुए बहुत ही रोचक अंदाज [illegible] सृजनात्मकता को व्यक्तित्व के विकास का मूलाधा[illegible]

लक्ष्य प्राप्त करने के लिए कार्य करने की आदत

[illegible]

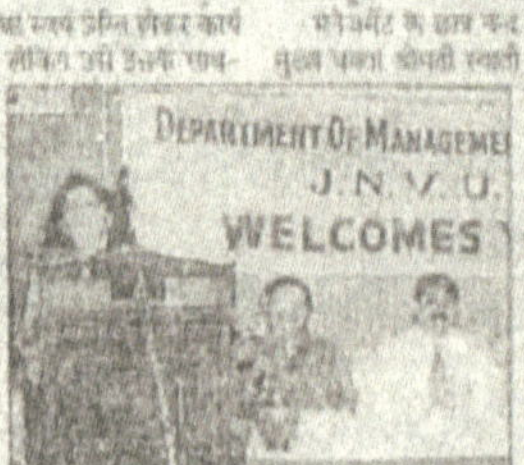

[illegible]

नकल नहीं, सृजन करें : शैलेष स्वाती

■ नगर संवाददाता

जोधपुर, 5 अक्टूबर। प्रसिद्ध प्रशिक्षक युगल जोड़ी शैलेष लोढ़ा व श्रीमती स्वाती लोढ़ा ने कहा कि व्यक्ति को किसी की आलोचना करने से सदैव बचना चाहिए तथा अपनी तुलना किसी दूसरे व्यक्ति से करने के बजाए सर्वप्रथम अपने आप को पहचानना चाहिए कि हमारा व्यवहार दूसरों के प्रति कैसा है।

लायंस क्लब जोधपुर मेहरानगढ़ के तत्वावधान में कमला नेहरू कालेज में आयोजित व्यक्तित्व विकास कार्यक्रम में आज व्यंग्यकार एवं हास्य कवि शैलेष लोढ़ा व स्वीश संस्था की निदेशिका श्रीमती स्वाती लोढ़ा ने अपने व्याख्यान में यह विचार व्यक्त किए। कालेज के [illegible]

[illegible] देते हुए शैलेष लोढ़ा ने कहा कि जिस दिन से हम अपनी गलतियों [illegible] पहचानने लगेंगे उस दिन से स्वतः ही व्यक्तित्व का विकास [illegible] लगेगा। इस अवसर पर कालेज की अध्यक्षा [illegible] कालेज की डायरेक्टर श्रीमती सावित्री गंभीर ने भी विचार व्यक्त कि[illegible] कार्यक्रम के प्रारंभ में श्रीमती स्वाती लोढ़ा ने अपने रोचक व्याख्यान [illegible] चार बातों का उल्लेख करते हुए श्रीमती लोढ़ा ने कहा कि [illegible] बोलने व दिखने से ही व्यक्ति का मानसिक विकास नहीं होता, ब[illegible] इसके लिए सुन्दर विचार व नजरिये की आवश्यकता होती है। उन्[illegible] कहा कि व्यक्ति को आलोचना से बचते हुए सही समय पर तारीफ [illegible] करनी चाहिए। [illegible] संचालन में आयोजित इस कार्यक्रम को दोनों मुख्य वक्ताओं ने विशि[illegible]

पंजाब केसरी

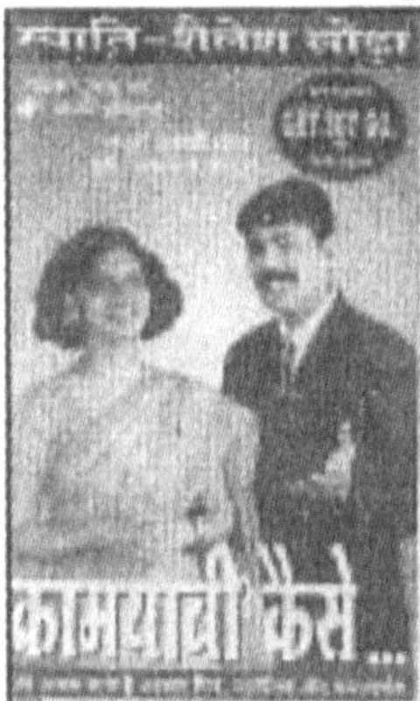

कामयाबी कैसे...

सफलता की राह सदैव निर्माणाधीन है...सफलता की यात्रा अनवरत है...इन्हीं शब्दों से कामयाबी कैसे...की शुरूआत होती है। यह पुस्तक दावा तो नहीं करती, लेकिन यह विश्वास जरूर रखती है कि आपको जीवन बिताना नहीं है, बल्कि जीवन अच्छे ढंग से जीना है। इस पुस्तक के माध्यम से आपको स्वयं को पहचानने और बेहतर बनने के लिए स्वयं को बदलने की प्रेरणा मिलेगी। यह पुस्तक इंसानों के नजरिए, प्रेरणा या संप्रेषण के बारे में बताती है। यह पुस्तक अगर एक साथ लगातार पढ़ी जाए तो अद्भुत परिणाम देगी, क्योंकि प्रथम से अंतिम पृष्ठ तक यह विभिन्न चरित्रों के मनुष्यों की अंतर्यात्रा है।

पहचानें स्वयं को और बनाएं इतिहास। वास्तव में कामयाबी कैसे...पुस्तक आपका मित्र और पथ प्रदर्शक है। पहली बार ऐसी पुस्तक संयुक्त रूप से किसी एकमात्र युगल प्रशिक्षक द्वारा लिखी गई है।

लेखक-स्वाति-शैलेश लोढ़ा, प्रकाशक-फ्यूजन बुक्स, एक्स-30, ओखला इंडस्ट्रियल एरिया, फेज-2, नई दिल्ली-20, मूल्य-150 रुपए, पृष्ठ-256.

दैनिक जागरण

पुस्तक समीक्षा

यह पुस्तक लोढ़ा युगल की अंग्रेजी की चर्चित पुस्तक 'गेट सेट गो' का हिंदी अनुवाद है। पुस्तक 'कामयाबी कैसे...' पाठक का स्वयं से ही परिचय करवाती है। इस पुस्तक को पढ़कर व इसमें दिए गये प्रश्नों का स्वयं ही उत्तर देकर आप अपने व्यक्तित्व का शुद्ध मूल्यांकन कर सकते हैं। यह पुस्तक समस्याओं का व्यावहारिक ही मगर स्थायी इलाज सुझाती है। आधुनिक समस्याओं के परिप्रेक्ष्य में आत्मविश्वास बढ़ाकर योजनाबद्ध तरीके से सफल बनने के तरीके लोढ़ा दंपति को यह किताब सिखाती है। अपनी इस पुस्तक में उन्होंने अपनी बात को प्रत्येक वर्ग के पाठक तक सरलता से पहुंचाने के लिए रेखाचित्रों, कार्टून और प्रेरणादायी कविताओं का रुचिपूर्ण ढंग से प्रयोग किया है। इसके अतिरिक्त उन्होंने बड़ी मात्रा में देश-विदेश के महापुरुषों के जीवन से जुड़े प्रेरक प्रसंगों को अपने तर्क के समर्थन में उल्लेख किया है, जो युवाओं को काफी अपील करते हैं।

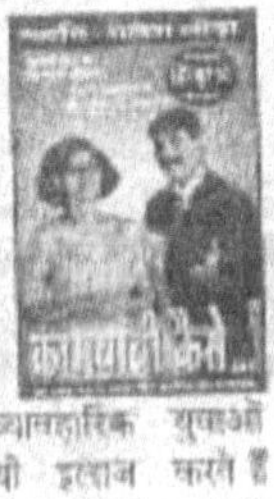

पुस्तक : 'कामयाबी कैसे...'

लेखक : स्वाति, शैलेश लोढ़ा

प्रकाशक : फ्यूजन बुक्स, दिल्ली

कीमत = 150 रुपये

THE HINDU

THE HINDU

METRO plus

Thursday, October 10, 200

WHAT'S ON IN DELHI

ERITAGE • LIFESTYLE • PEOPLE • FASHION • AIR & TRAIN TIMINGS • MISCELLANY

The highway to high success...

The road to success is under construction. Do you have the feet and the fuel to undertake the journey? Come on, get set go with **ZIYA US SALAM** *here and now...*

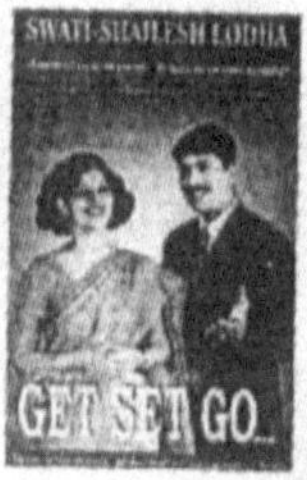

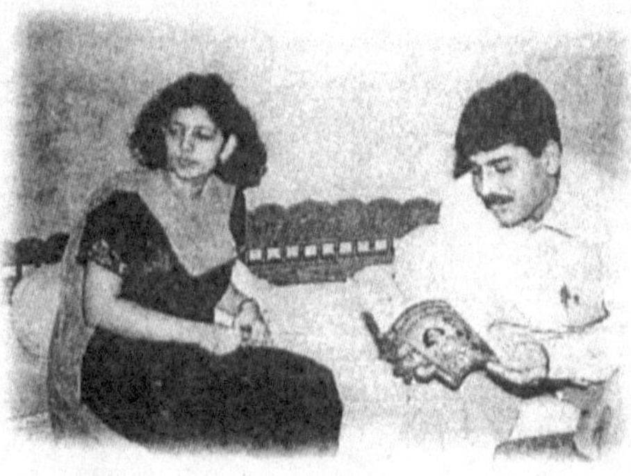

Swati and Shailesh Lodha promise to open new vistas for all those with an open mind.

As an Author

Life

P O S I T I V E

FROM FAILURE TO SUCCESS

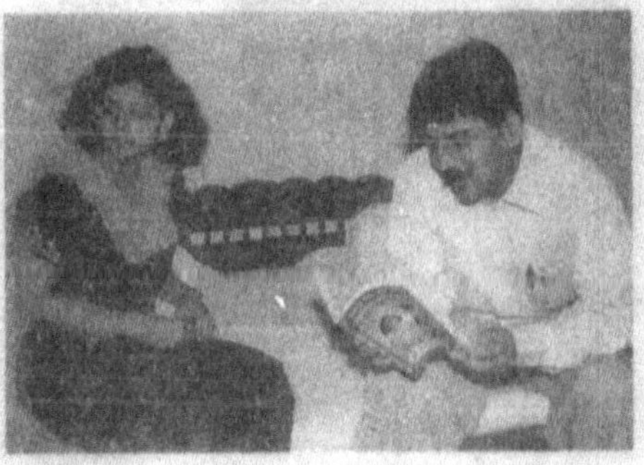

In their latest book, *Get Set Go...*, motivational teachers and authors Swati and Shailesh Lodha explain how failure is actually the best guide on the road to success

by Shivam Gupta

Hailing from humble backgrounds, Swati and Shailesh Lodha have made it big in the world of motivational books. Both started writing young and their creativity has flowered in their book, titled *Get Set Go...* (Fusion Books).

The writer-couple were always desperate to be successful in the true sense of the term. To realise this goal, they floated a self-transformation organisation called SWASH. The aim of SWASH is to help people understand failure and accomplish authentic success. It conducts numerous self-awareness programmes to help people evaluate their success. Here, Swati and Shailesh make people aware of the true workings of their mind regarding success, accept and comprehend the perceptions they have cultivated and inherited from society, and then change their attitudes to become truly successful.

The duo divides people into four categories: raw failures, sophisticated failures, pseudo-successful people, and real successes. Raw failures are directionless people who neither use their mind nor listen to their heart. People who dislike everything but pretend as if nothing matters to them are the sophisticated failures. The pseudosuccessful people give maximum importance to themselves and expect the same from others. The real successful people are truly creative, and innovative and find out new ways of living.

According to the Lodhas, people who are destiny-oriented end up being raw failures, and people who pretend to be indifferent to fame, money or appreciation become sophisticated failures. Stagnation-oriented minds stop growing after a certain stage and can be labelled pseudo-su cessful. The rare souls who make t ing and achieving their habit, a touch new pinnacles of achievem are the real successful people. Ka Dev and Amitabh Bachchan are str ing examples of the last category.

> The Lodhas say that the real successful people are truly creative, and try to innovate new ways of living

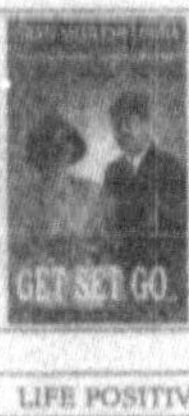

Swati and Shailesh also beli that people belonging to the fou category are few and far between a want people to graduate into this tr successful category.

The Lodhas' technique is markably different from most m vational gurus. They first teach th students what not to do and then w to do. 'From failure to success' is th mantra. At SWASH, the definition failure is 'not dreaming big'—lead life without willing to live it. The L has teach what a failure thinks, d and is, so that their students d think, do or become like that. Only derstanding failure and its char teristics can help people avoid the falls that lie on the road to succes

After the true nature of failure been grasped, Swati and Shailesh gin defining success. There are two requisites to be successful—a cha in attitude and power thinking. " leading life, change is not essential, for living life, change is a must," t claim. The basis of the Lodhas' m vational concept to attain success 'change oneself' by 'respecting, m vating and loving oneself'.

Power thinking is the second dispensable SWASH mantra for cess. Swati and Shailesh believe t the most fertile land on earth is land of the mind. It has the capa to change everything—anytime, a where. So, they advocate a mental turn', which involves looking inside mind and finding a true friend th

According to the Lodhas, to ceed, each individual needs to c bine power thinking with a posi and optimistic attitude in life. T combination will certainly lead t al and genuine triumph in all p es and aspects of life.

CONTACT: shaileshlodha@hotma

राजस्थान पत्रिका

लोकार्पण

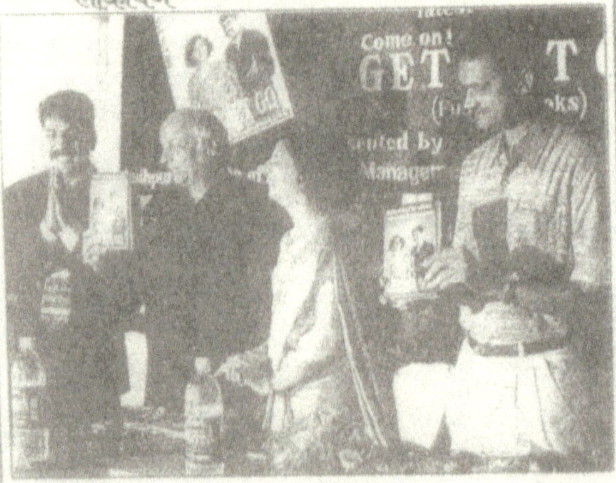

प्रोत्साहन के पंखों से उड़ें आकाश में

पुस्तक का लोकार्पण

दैनिक भास्कर

युवा सपनों पर टिका है देश का भविष्य : भट्ट

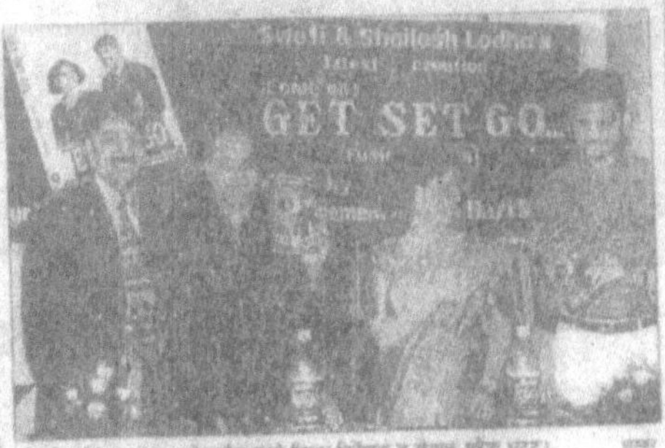

'गेट सेट गो' पुस्तक का लोकार्पण करते फिल्म निर्देशक व लेखक महेश भट्ट। भास्कर

दैनिक भास्कर

सफलता का पर्याय है यह युगल

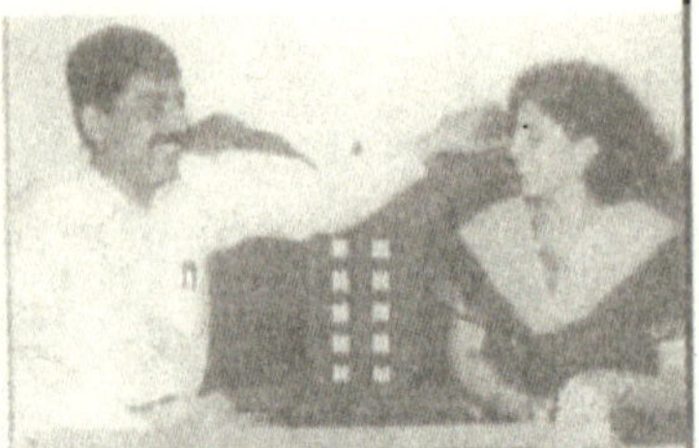

सफलता की राह सदैव निर्माणाधीन है, क्या आप उस पर चलने को तैयार है, आइये जानने को मिलते हैं, स्वाति-शैलेश लोढ़ा से, किरण त्रिवेदी के माध्यम से

सफलता की परिभाषाएं हजार होती हैं लेकिन क्या आपने असफलता को परिभाषित करने का प्रयास किया? हम जानते हैं कि आपका उत्तर होगा नहीं, क्योंकि प्रकाश को शब्द देना आसान होता है लेकिन अंधेरे को परिभाषित करना मुश्किल। चला रहे हैं हास्य बोध से लबालब एवं देश के एकमात्र प्रशिक्षक युगल स्वाति-शैलेश लोढ़ा। जिनकी पुस्तक 'कम ऑन! गेट सेट गो' इन दिनों बैस्ट सेलिंग बुक्स में शुमार है।

'क्या आपको इस पुस्तक को पाठकों द्वारा हाथों-हाथ लिए जाने का विश्वास था' पूछने पर यह लेखक प्रशिक्षक युगल कहते हैं-सच कहें तो बिल्कुल, क्योंकि किताब को लिखने से पहले ही हमारे दिमाग में स्पष्ट था कि हमें पाठकों को उपदेश नहीं देना है। हमें कथ्यों को कठिन शब्दों का जामा नहीं पहनाना है वरन् पाठकों से बातचीत करनी है।

आप दोनों ही युवा और एक बेहद परिपक्व पुस्तक, इस पर कोई टिप्पणी.... पूछने पर उन्होंने कहा कि 'परिणाम निर्भर करते हैं आपके प्रयासों पर जो जन्म लेते हैं मन के भीतर की दृढ़ इच्छा शक्ति पर और यह इच्छा शक्ति ही पैदा करती है सृजन की प्रेरणा। आज से सात वर्ष पहले यही इच्छा शक्ति थी कि हम कुछ नया करें, कुछ ऐसा जो पहले न हुआ हो। 'नव सृजन' की इस आकांक्षा ने ही 'गेट सेट गो' को जन्म दिया। पुस्तक में भी यही भाव पुरजोर ढंग से हमने पाठकों को प्रस्तुत किया है कि 'नकल नहीं, सृजन कीजिए क्योंकि नकल वो ही करते हैं जिनमें सृजन की क्षमता नहीं होती।'

पुस्तक में आपने कुछ व्यक्तियों को नए शब्द दिए हैं जो मैनेजमेन्ट की भाषा में बिल्कुल नए हैं जैसे दी फेलीयर, सोफस्टिकेटेड फेलीयर, इस बारे में आप क्या कहेंगे, यही सबसे महत्वपूर्ण तथ्य है जिसे आपने इंगित किया है। असल में तमाम विचारकों ने सफलता और विफलता के सिर्फ दो शब्दों में हर व्यक्तित्व को बांट दिया है लेकिन हमारी सोच 'गेट सेट गो' को सब पुस्तकों से अलग करती है क्योंकि हजारों व्यक्तित्व इन दो किनारों के बीच किसी द्वीप पर हैं और यही पहचान हमने इन चार भागों में बांट कर की है, वह है - दी फेलीयर, सोफस्टिकेटेड फेलीयर, स्टूपिड सक्सेस एंड रियल सक्सेस।

असल में हमारे प्रशिक्षण कार्यक्रमों के दौरान सैकड़ों बार हम कई तरह के व्यक्तियों के सम्पर्क में आते रहे हैं। तब हमें महसूस किया कि हमारी तमाम समस्याओं का मूल कारण अन्तर्दृष्टि की कमी है। हम भीतर झांक कर देखना ही नहीं चाहते, असल में फास्ट फूड एवं इन्स्टेंट चीजों की लोकप्रियता ने हमें इन्स्टेंट सफलता का इच्छुक बना दिया है और यह लालसा ही हमें 'शॉर्टकट' अपनाने को प्रेरित करती है तथा इस प्रक्रिया में हम स्वयं को नहीं जान पाते और चेहरों पर झूठी सफलता के मुखौटे लगाकर स्वयं से ही झूठ बोलते हैं। असल में इन्हीं सवालों के उत्तर देती चलती है 'गेट सेट गो'। यह पूछने पर आखिर सफलता की परिभाषा क्या है, शैलेश बताते हैं सफलता उतनी ही व्यक्तिगत है जितना कि आपका दृष्टिकोण यानि हर व्यक्ति की अपनी गढ़ी हुई परिभाषा है सफलता की। बहुत पैसा, ज्यादा शोहरत जो कि हमारे दिमागों में सफलता का पर्याय है, मेरी निगाह में यह असल सफलता नहीं है।

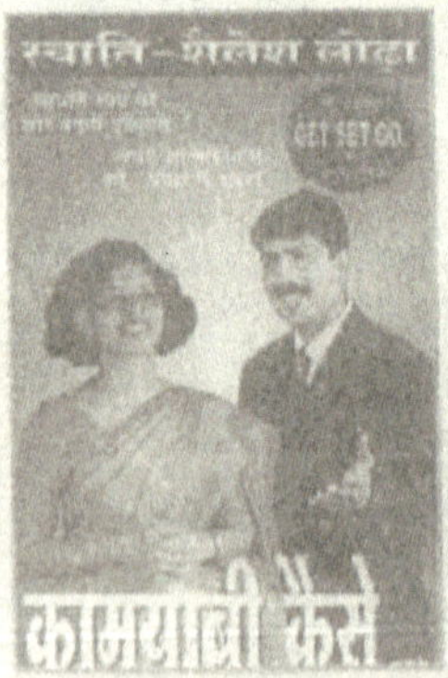

युवा पीढ़ी के बारे में अपने विचार रखने पर स्वाति-शैलेश कहते हैं कि युवा पीढ़ी की सबसे बड़ी विशेषता यह है कि ये असीम ऊर्जा की धनी है, लेकिन दुःख का विषय यह है कि इस पीढ़ी में नई चीजों को जानने के प्रति जिज्ञासा तथा सीखने व पढ़ने की इच्छा दिनों दिन कम होती जा रही है। आधुनिक कपड़ों तथा अंग्रेजी बोल को ही सफलता मानने की गलतफहमी को दूर करना पीढ़ी के लिए अत्यावश्यक है। हम लोग इसी दिशा में पिछले कई वर्षों से प्रयासरत हैं और इसी भाव को हमने 'गेट सेट गो' में भी लिखत के साथ रखा है।

'गेट सेट गो' के बारे में आगे पूछने पर यह युगल कहता है कि अब तो इस पुस्तक का कई भाषाओं में अनुवाद किया जा रहा है। हिन्दी में 'कामयाबी कैसे' के नाम से यह आ चुकी है। इसे 8-10 भाषाओं में प्रकाशित करने की योजना है। इसके बाद हम फिर कुछ नया विचार लेकर आएंगे, बिल्कुल 'स्पेशल' और 'गेट सेट गो' की तरह।

सच है हमारे शहर ने हर क्षेत्र में अन्तर्राष्ट्रीय जगत को कई प्रतिभाएं दी हैं। एक बार फिर देश के सर्वाधिक चर्चित प्रशिक्षक युगल जोधपुर के हैं। ईश्वर करे जोधपुर इसी तरह प्रतिभाओं की जन्मस्थली बनी रहे।

THE HINDU

Metro Plus Delhi

New age mantra: Short, sweet and cheap

As the sun rises for the last time this year on a Thursday, it is sunshine time for the quick-in-print, quick-in-market self-help books. Promising to deliver you from the abyss of failure to the high road to success, they offer instant results. ZIYA US SALAM gets this road map for the New Year ready... .

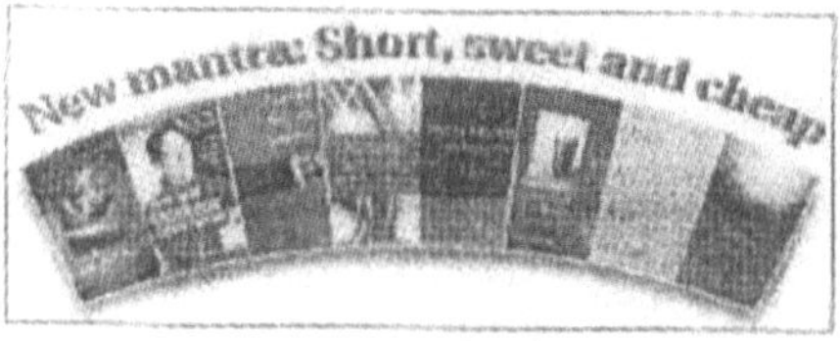

IN THE era of the individual, Pi's life does not interest. Not sufficiently anyway for the booksellers to laugh all the way to State Bank of India. Yann Martel's tale of a Delhi zoo inmate fails to enthral the Delhi readers brought up in the age of 'me and mine', bigger is better and better seeks the best. Providing the roadmap to a 'better you, better life' are 'feel good, look great, act fast, achieve success now' books moving off the book shelves across Delhi faster than you can say, well, the name of the latest management guru in town! Woods might still be lovely, dark and deep but nobody has the time to stand and stare or to share the sorrow of Pi. Nirvana is in the moment. To each his own.

Little wonder this year UBS alone has launched 15 new editions of 'how to' books aiming to chisel out a better individual, with editions that don't pinch the pocket and promise you heaven on earth.

Shiv Khera's "You Can Win" after the nth reprint is all over the piracy circuit, and another "Get Set Go" by Swati and Shailesh Lodha, a husband-wife self-styled team hit the circuit too, telling us all that the road to success is under construction, you just have to have the fuel or the feet to undertake the journey. Giving them a run for their money, besides providing you the route to making money and more is Anindam Chaudhuri whose "Count Your Chickens Before They Hatch" fluttered quite a few wings this year.

Rubbing shoulders with them is another husband-wife duo - Sandeep and Manisha Chaudhary - whose "Leadership Your True Destiny" did not quite make it to the top of the list but managed to keep the authors in the fray. As indeed was the case with Jagdeep Kapoor's "Brand Naamkaran" which sought to outline the path to business success. "It is all in the name," Kapoor said, we nodded, our business acumen sufficiently sharpened.

महिलाओं की अपनी पत्रिका

गृहलक्ष्मी

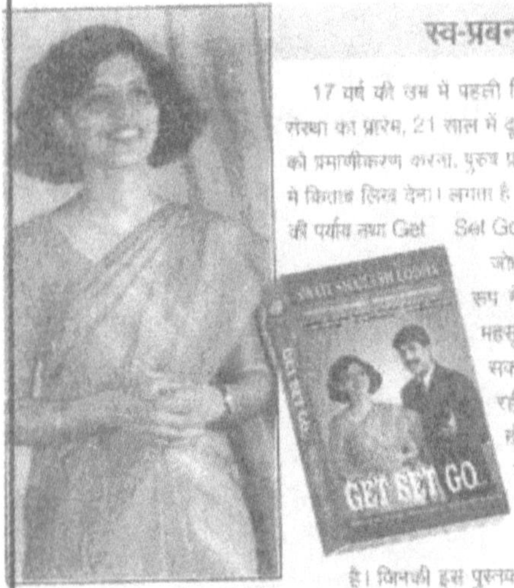

स्व-प्रबन्धन के नए तरीके बताती- स्वाति

17 वर्ष की उम्र मे पहली किताब का प्रकाशन। सिर्फ 20 साल की कमसिन उम्र मे अ
संस्था का प्रारंभ, 21 साल में दूसरी पुस्तक, 22 साल की उम्र मे हार्डिंग विश्वविद्यालय से अ
को प्रमाणीकरण करना, पुरुष प्रधान क्षेत्र मे अपनी गहरी दखल बनाना और फिर 26 साल मे
मे किताब लिख देना। लगता है ना स्वप्न जैसा पर यह कर दिखाया है भरपूर आत्मविश्वास की
की पर्याय तथा Get Set Go... की चर्चित लेखिका स्वाति लोढ़ा।

जोधपुर (राजस्थान) मे जन्मी स्वाति अपनी रचनात्मकता को ही अ
रूप में अपनाना चाहती थी। अपने एम.बी.ए. पाठ्यक्रम के दौर
महसूस किया कि स्कूल व कॉलेज की शिक्षा अच्छे विद्यार्थी और प्रो
सकती है पर अच्छे इंसान नहीं। वे एक ऐसे अच्छे इंसान की प
रही थी जिसमे आत्मविश्वास हो, स्वयं की सोच हो, सच स्वीका
हो, गलतियों से सीखे, खुद निर्णय ले व खुश रहे। इन्हीं गुणों क
साकार करने के लिए उन्होंने व्यक्तित्व विकास के पुरुष प्रधान
रखा।

'कम ऑन गेट सेट गो...' स्वाति व उनके पति शैलेश ने
है। जिनकी इस पुस्तक ने सफलता के नए कीर्तिमान स्थापित किए हैं।

पुस्तक के बारे में स्वाति कहती हैं, यह पुस्तक पूर्णतः भारतीय परिवेश को ध्यान मे रखकर लिखी गई है। हर घटना, हर उदाह
से गुजरती है और सरल भाषा में लिखी होने के कारण यह जरूर बहुत सराही जाएगी।'

इतनी कम उम्र मे इतनी उपलब्धियां हासिल कैसे कर पाई वे? पूछने पर स्वाति हंसते हुए कहती हैं- ये उपलब्धियां तो ज्य
इसका श्रेय अपनी परवरिश को देती हैं, जहां उनके माता-पिता ने हमेशा नया कुछ करने के लिए उत्साहित किया और अनुशास

स्व-प्रबंधन की अपनी नई पुस्तक 'कम ऑन, गेट सेट गो...' में उन्होंने सफलता के अभूतपूर्व नुस्खे बताए है। इसी पुस्तक में
सफल व्यक्तियों के लिए परिवर्तन एक अवसर होता है। असफल व्यक्तियों के लिए परिवर्तन एक समझौते से ज्यादा कुछ नहीं
अवसरों का अर्थ है- विकल्प, मौका और खुशी। जबकि समझौतों का मतलब है- विवशता, मजबूरी और असंतुष्टि।
बीते कल के बारे में बोलने वाले, आने वाले कल के लिए कुछ नहीं सोचते।

Hindustan Times

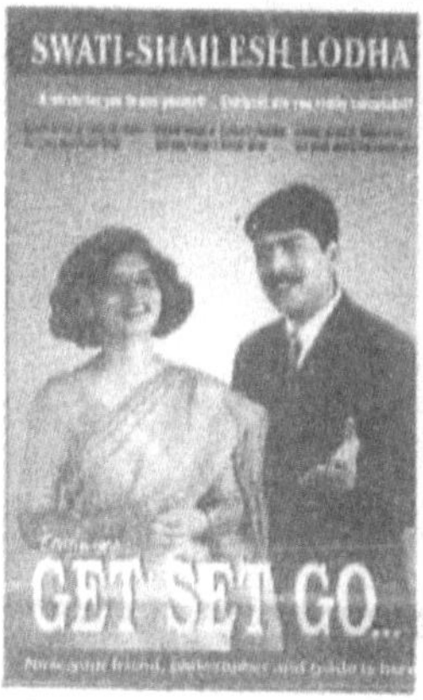

A Step Towards Real Success

Success is always sweet, but behind it lies a story of how adversity became a steeping stone to "success". Failure's positive aspect is, it gives you a systematic plan to reach higher achievements and satisfaction. The book 'Get Set & Go' embedded with the basic ideas, enables us to analyze and recognize ourselves and then move ahead in the right direction. The young authors Shailesh and Swati Lodha describe this book as an effort to make a difference in the readers' lives, to arouse a positive attitude that generates conviction of doing the impossible.

Swati claims, "the book is a mirror for you to see yourself, evaluate are you really successful?" The author says that one should "read, what a failure does, so you don't do that read what a failure thinks, so you don't think that, read what a failure is, so you don't be one."

Shailesh Lodha delineates his book as "different" from other motivational books in the market, which preach philosophy of success. The book is not for personality development but an attempt to create awareness of oneself. It talks about one thing every person is scared of, "failure." None of the personality development books talks about failure as vividly as this book. The young couple believes that failure is a key to real success. The optimistic direction and self evaluation feature makes the book relevant for today's people and is for people of all ages interested in self analysis. The book focuses on four different personalities, which shows how failure is linked to habits of the mind, societal response and excuses we make to other, for others and from ourselves. It deals with various behavioral ills apart from discussing all attributes of success by putting a balance between 'do's and don'ts in a simple way.

This book dealing with concepts of 'failure' and 'success' has carved a niche for itself by being straight in style with no complicated jargons and reader friendly. The author uses anecdotes from immediately recognizable, everyday experiences and is full of points to ponder over. On being asked whether the book is a success story of Shailesh & Swati Lodha, they say with aplomb - 'The road to success is always under construction. So 'Get Set & Go'.'

दैनिक भास्कर

प्रेरक किताबों को सरकार प्रोत्साहित करे : बेदी

■ भास्कर समाचार सेवा

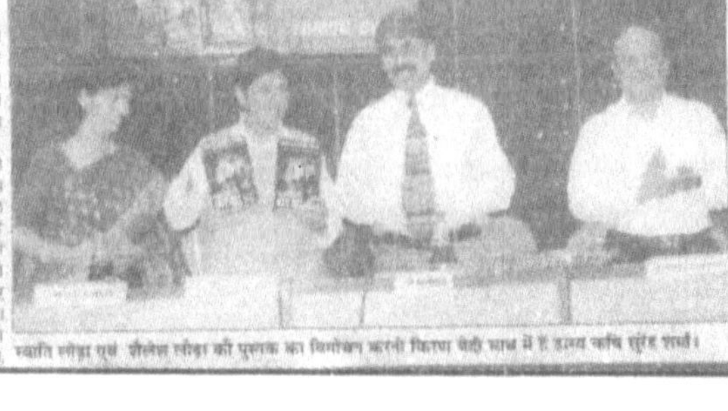

स्वाति लोढ़ा एवं शैलेश लोढ़ा की पुस्तक का विमोचन करती किरण बेदी साथ में हैं हास्य कवि सुरेंद्र शर्मा।

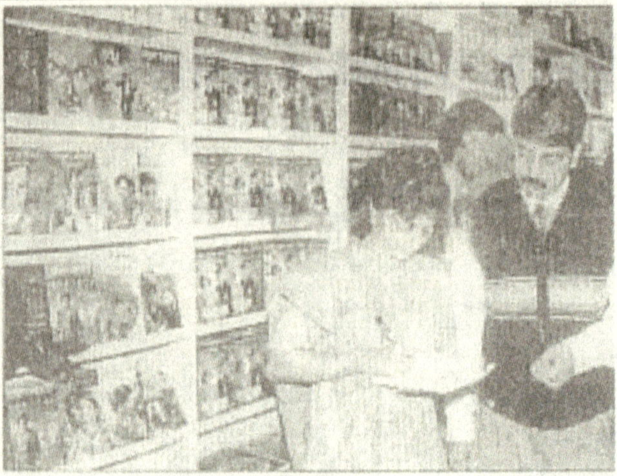

अपनी पुस्तक पर हस्ताक्षर कर स्वाति-शैलेश लोढ़ा।

गेट सेट गो का बांग्ला अनुवाद लोकार्पित

कोलकाता, ९ फरवरी (भास्कर न्यूज)। कोलकाता शहर में लगने वाले राष्ट्रीय पुस्तक मेले में इस वर्ष जोधपुर के विख्यात लेखक व प्रशिक्षक स्वाति-शैलेश लोढ़ा की चर्चित तथा इस वर्ष की बेस्ट अंग्रेजी पुस्तक 'जस्ट गेट सेट गो' का बांग्ला अनुवाद लोकार्पित किया गया। इस पुस्तक मेले में गेट सेट गो के बांग्ला अनुवाद 'सफल होते होते' के लोकार्पण के समय सुप्रसिद्ध बांग्ला साहित्यकार निमाई भट्टाचार्य, पब्लिशर्स एसोसिएशन के अंतर्राष्ट्रीय उपाध्यक्ष अशोक घोष तथा बांग्ला लेखक मैकुद सिराज सहित कई गणमान्य व्यक्ति उपस्थित थे। पुस्तक को इस वर्ष की पुस्तकों में मील का पत्थर बताते हुए भट्टाचार्य ने इसके बांग्ला अनुवाद को बंगाली पाठकों के लिए अनुपम सौगात बताया। लोकार्पण के साथ ही 'मीट द ऑथर' नामक कार्यक्रम में ऐसे पाठकों से लेखक द्वय स्वाति-शैलेश लोढ़ा रू-ब-रू हुए तथा पाठकों की कई जिज्ञासाओं को शांत करते हुए लेखकों ने पुस्तक के कई हिस्सों का विस्तृत विश्लेषण किया।

नवभारत टाइम्स

सफल कैसे हों ?

जीवन को सफल और संतुलित बनाने का रास्ता बताने वाली अनेक पुस्तकें प्रकाशित होती रहती हैं। उनमें ज्यादातर सैद्धांतिक विवेचन होता है। लेकिन स्वाति-शैलेश लोढ़ा की पुस्तक व्यावहारिक सुझावों पर आधारित है। आज के बदलते हुए समाज में तत्काल सफलता के लिए अनेक नैतिक-अनैतिक रास्ते अपनाए जा रहे हैं। इस पुस्तक के लेखक सफलता के मूल्य पर आधारित रास्ते की खोज करते हैं। यह पुस्तक मूलतः मनोविज्ञान के सत्य से जुड़ी है। पुस्तक का सार यह है कि सफलता के लिए सिर्फ इच्छा करने के बजाए खुद को अंदर से बदलने की जरूरत है। किसी भी घटना या समस्या के प्रति दृष्टिकोण बदलना जरूरी है। पुराने दृष्टिकोण से नई समस्याओं का हल नहीं होगा। अगर आज से ही आप सफलता के प्रदेश में प्रवेश चाहते हैं तो सबसे पहले अपना मूल्यांकन जरूरी है।

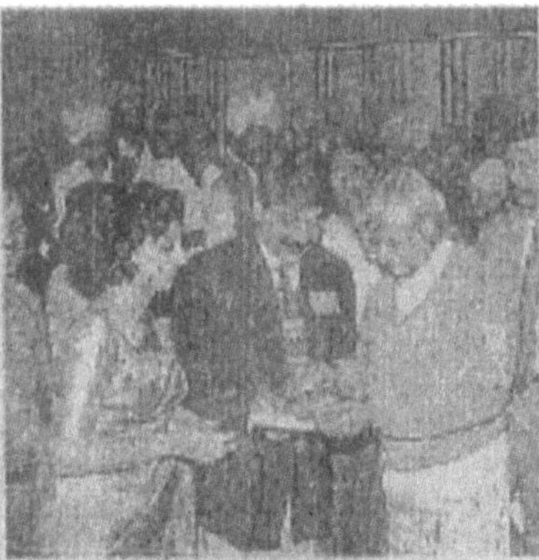

राष्ट्रपति को पुस्तक भेंट करते लोढ़ा दंपति।

'गैट सेट गो' पुस्तक राष्ट्रपति को भेंट

जोधपुर,24 दिसंबर (भास्कर न्यूज)। राष्ट्रपति एपीजे अब्दुल कलाम की बाड़मेर यात्रा के दौरान निशक्तजन सहायतार्थ कार्यक्रम में लोक संगीत प्रस्तुतिकरण के बाद ख्यातिप्राप्त लेखक युगल स्वाति-शैलेश लोढ़ा ने राष्ट्रपति से मुलाकात कर उन्हें अपनी नवीन पुस्तक गेट सेट गो के बारे में जानकारी दी। राष्ट्रपति ने पुस्तक पर अपने हस्ताक्षर कर शुभकामनाएं दी तथा पुस्तक के विभिन्न पहलुओं के बारे में पूछा। इस अवसर पर मुख्यमंत्री अशोक गहलोत भी मौजूद थे। उल्लेखनीय है कि इस पुस्तक का हिंदी में कामयाबी कैसे संस्करण भी आ चुका है।

The Tribune

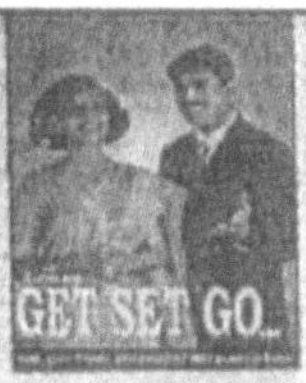

COME ON! GET SET GO...

By Swati and Shailesh Lodha

Fusion Books, Rs 195

ome on! *Get Set Go...* by Swati & haílesh Lodha was released at the ighth Book Fair recently. At first lance it would seem just another otivational book. However, this ook is different because it does not ermonise or preach, or simply give s a "formula" for success. It enables s to analyse and recognise our-elves, and then move ahead in a ositive direction. It does so by deal-ng with concepts of "failure" and success". The authors deny there is nything called "absolute failure." hey show us how "failures" are nked to habits of the mind, societal esponses, and excuses we make to thers, for others, and for ourselves.

The book focuses on what we have o "unlearn" (things that have be-ome habits) before we go on to learn" what we have to do to be-ome really successful. The book is written in a simple, lucid style with o complicated jargon. The authors se anecdotes from immediately ecognisable, everyday experiences o make their point. The book does ot promise to make you "a leader" r make you "the best," but it deliv-rs on its promise to bring out the est in you.

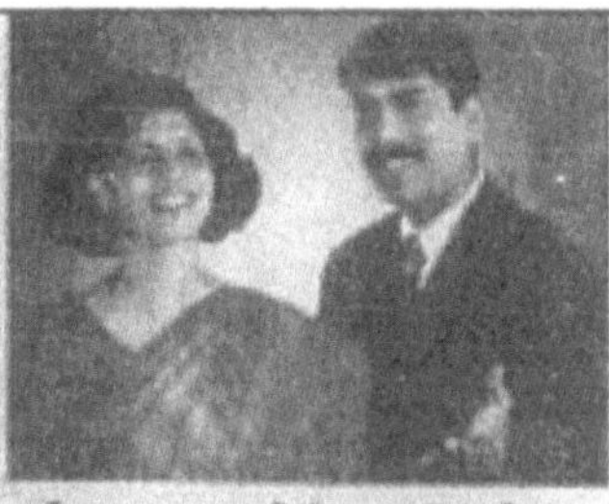

महेश भट्ट करेंगे स्वाति-शैलेश की बुक का विमोचन

जोधपुर, 8 अगस्त (नसं)। जोधपुर इन्स्टीट्यूट ऑफ साइंस एण्ड मैनेजमेंट तथा ताज हरिमहल के संयुक्त तत्वावधान में 10 अगस्त को 'स्नेह' के स्वाति व शैलेश लोढ़ा द्वारा लिखित फ्यूजन बुक 'गेट सेट गो...' का विमोचन होगा। होटल ताज हरिमहल के अमर हॉल में सायं 4 बजे आयोज्य समारोह में विख्यात फिल्म निर्देशक व राइटर महेश भट्ट मुख्य अतिथि होंगे तथा मध्यप्रदेश के उद्योगमंत्री नरेन्द्र नाहटा अध्यक्षता करेंगे। पर्सनालिटी डवलपमेंट व मैनेजमेंट क्षेत्र में ख्याति अर्जित करने वाले लेखक द्वय स्वाति व शैलेश लोढ़ा ने बताया कि यह बुक मैनेजमेंट के क्षेत्र में एक मील का पत्थर साबित होगी।

As An Entrepreneur

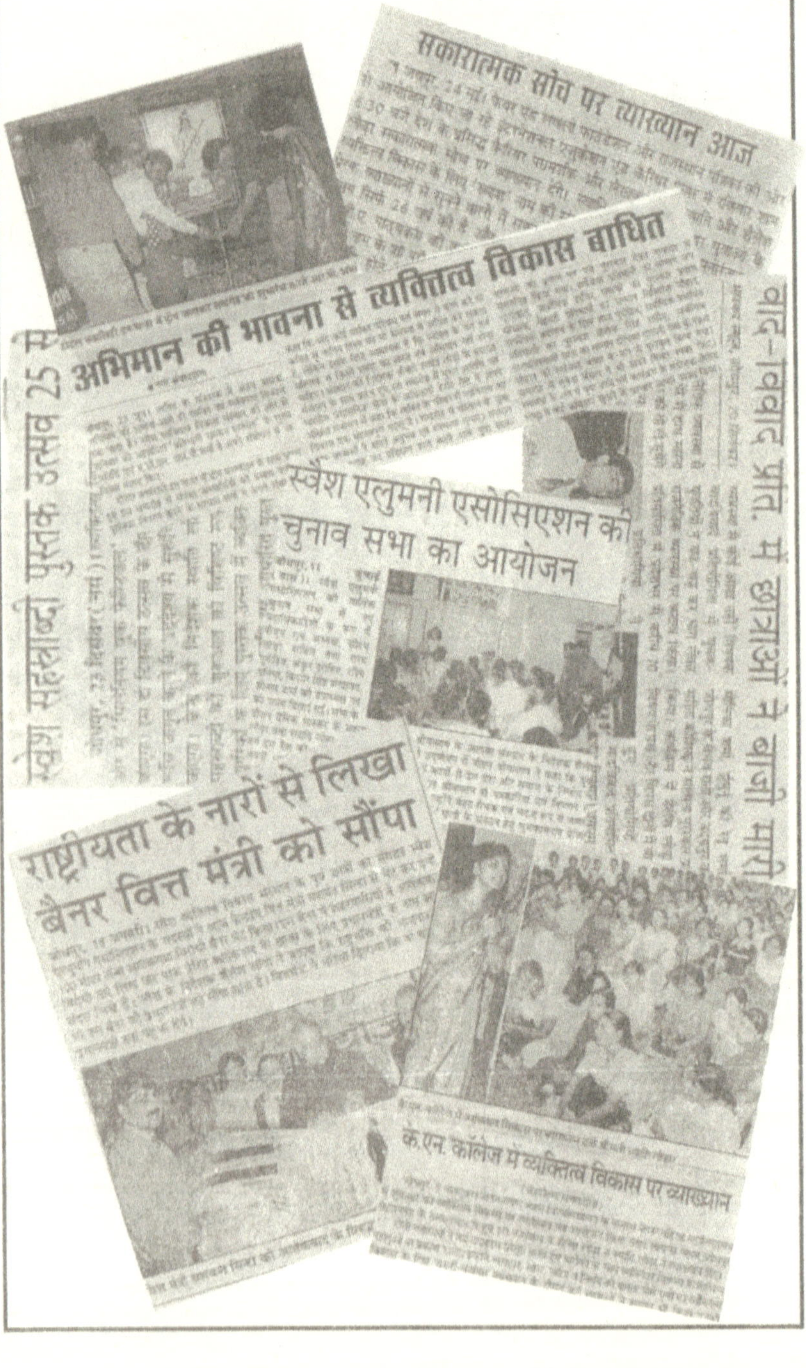
सकारात्मक सोच पर व्याख्यान आज

अभिमान की भावना से व्यक्तित्व विकास बाधित

स्वैश सहस्राब्दी पुस्तक उत्सव 25 से

वाद-विवाद प्रति. में छात्राओं ने बाजी मारी

स्वैश एलुमनी एसोसिएशन की चुनाव सभा का आयोजन

राष्ट्रीयता के नारों से लिखा बैनर वित्त मंत्री को सौंपा

के.एन. कॉलेज में व्यक्तित्व विकास पर व्याख्यान

The Tribune

SPECTRUM | The Tribune

Sunday, October 27, 2002

Get Set Go

by Swati-Shailesh Lodha. Fusion Books, New Delhi. Pages 264. Rs 195

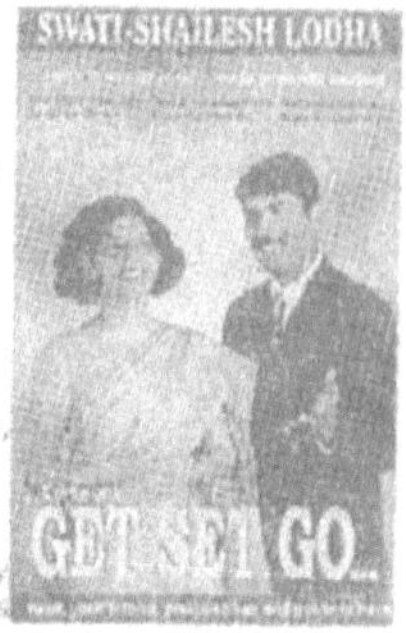

Success is subjective. For some, it is a series of achievements while others are happy with one small victory. Yet others set such high standards for themselves that no matter how successful they become by others' norms, they fall short of their own expectations. Some prefer to keep a low profile and lead a contented life while others just can't have enough of public adulation. Material success is the ultimate aim of many while others go for spiritual tranquility.

This book seeks to help you become the best possible, and claims to provide "astonishing results", provided you do a sequential reading of its chapters. The authors point out that it is easier to visualise others while it is much difficult to visualise oneself. Obviously introspection would help. The first chapter categorises people thus: raw failures, sophisticated failures, the pseudo successful and the real successful. It claims that people "fall in all the four categories at different points of time while playing different roles". The authors aver that their work acts like a mirror, i.e., while going through its contents one might identify with some of the traits and situations described. It also provides the ingredients that would turn you into a successful person

www.ingramcontent.com/pod-product-compliance
Lightning Source LLC
LaVergne TN
LVHW060442051026
849518LV00002B/577
* 9 7 8 8 1 2 8 8 0 8 5 1 7 *